病気にならない「白湯」健康法

1日3杯飲むだけで、免疫力が一気に高まる!

蓮村 誠

PHP文庫

○本表紙図柄＝ロゼッタ・ストーン（大英博物館蔵）
○本表紙デザイン＋紋章＝上田晃郷

はじめに

白湯は健康を高める最強の飲みもの！

先日、昼食を食べようと近所のお蕎麦屋さんに行ったときのことです。

隣のテーブルに座っていた会社員二人のうち三十代前半と思われる女性の方が、つれの同年代の男性の方に、「わたし、白湯を飲むようにしているんだけど、とても調子がいいわよ。あなたも飲んでみたら」と話しています。

おや？ と思い、聞き耳を立てていると、どうやら女性の方は、**朝起きて一杯の白湯を飲む習慣をはじめたらしく、それ以来、便秘が解消され、お腹の調子がいたってよい**とのこと。そして、一方の男性の方も便秘がちだと聞いて、白湯飲みをすすめているのです。

わたしは二十年以上にわたり、患者さんに白湯がいかに健康にとってよいかを話し、すすめてきましたが、いよいよ本格的な「白湯飲みブーム」が到来しそうな予感がします。

しばらく前から、テレビや雑誌などでよく見かける芸能人や有名人の方々が白湯飲みをカミングアウトしているし、最近では、某コンビニエンスストアでも「ホットウォーター」なるものが販売されはじめました。こうなると、白湯飲みが全国規模でブレイクするのは時間の問題ですね。

しかし、まだ多くの人が「たかが白湯でしょ。水を沸かしただけのものがそんなにからだにいいの？」と懐疑的であるのも事実ですし、実際に飲んでいる方でも、**白湯飲みの効果といえば、ダイエット、便秘解消、冷え性改善程度ぐらいだと思っている節もあり、じつは白湯のほんとうの実力を知る人はまだまだ少ないのが現状**です。

本書は、二〇一〇年二月に刊行した『白湯　毒出し健康法』（ＰＨＰ文庫）に続く第二弾となります。いかに白湯飲みが健康によいかだけではなく、その効果を余すところなく発揮し、よくある症状を改善してもっと健康になるためのいろいろな知識を紹介しました。

わたしたちが日常で体験するほとんどの不調や症状は、白湯飲みを基本にして、食事や生活を少し工夫するだけで改善することができます。それだけ白湯飲みには、健康を増進し、症状を改善する力があるのです。しかも、それこそ水を沸かすだけの手軽さですから、こんなにありがたい健康法はないでしょう。

本書をお読みになる皆さんにひとつお願いがあります。

それは、ぜひ白湯飲みを楽しんでほしいということ。

あまり厳密になり過ぎず、〝ねばならない〟にとらわれずに、白湯飲みを実行してください。そして、白湯飲みの過程で変化していく、自分の体調やこころの様子もあわせて観察してみてください。

白湯を飲み、自分のからだがきれいになっていくうれしさ、こころが安定していく喜び、見るものが美しく見える素敵さを味わってください。

白湯はただのお湯にあらず。まさに白湯は「最強の飲みもの」なのです。

二〇一五年一月

蓮村 誠

病気にならない「白湯」健康法　目次

第2章 これが最強の白湯飲み効果！【一般症状編】

第3章 これが最強の白湯飲み効果！【特別疾患編】
症状別・白湯の飲み方&食事のアドバイス付き

第4章 効果UP間違いなし！「白湯の飲み方」アレンジ編

第5章　白湯健康法　Q&A

第1章

白湯は最強の飲みもの！

「毒出し」だけじゃない白湯の効能

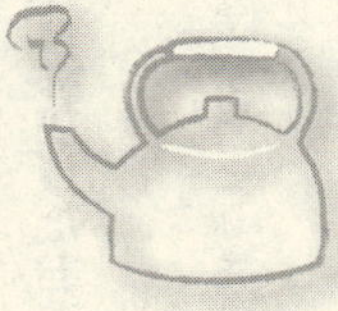

ただの熱いお湯とはここが違う！

〝味〟と〝重さ〟が違う

「最強の飲みもの」といっても、ただのお湯でしょ!? と思う方もいらっしゃるかもしれません。しかし**正しく沸かした白湯は、ポットで沸かしたお湯や中途半端に温めたお湯とは、あきらかに違います。**

数値化できる成分としては同じかもしれませんが、まず味が異なります。飲み慣れている人ならたいていわかるでしょう。

そして、飲んだときに「からだに軽い感じ」「のどに爽やかな感じ」「おなかがスッキリする感じ」があります。

それに対して、正しく沸かさずにただ五〇度に温めたお湯を飲むと、白湯を飲み慣れている人であれば、詰まる感覚があるでしょう。

その理由は〝重さ〟の違いです。ただのお湯は重い質をもつので、からだにたまる印象がありますが、**正しく沸かした白湯は非常に軽い**のです。

この重さの違いで、からだへの作用も大きく変わってきます。

効能の決め手は白湯の〝軽さ〟

白湯の大きな効能のひとつは、この「軽さ」によるものです。

白湯のもつ軽さがからだに入ることで、弱っていた胃腸機能が復活し、消化力が高まります。その結果、**体内にたまっていた余分なものが燃え、からだ全体が本来の機能を取り戻していく**のです。

白湯の軽さが作用するのは、からだに対してだけではありません。

すでに飲んでいる方ならおわかりかと思いますが、白湯を飲みつづけると、からだはもちろん、こころも軽くなって気分が爽快になります。

人はそもそも、自分の内側が軽やかな状態であるとき、いちばん快適です。だから白湯の「軽さ」が、とても心地よいのです。

そんなわけで、白湯飲みをはじめて心身の快適さを体感すると、「飲まない」という選択肢は消えてしまうくらいでしょう。

心地よいうえに、心身のあらゆる不調を解消してくれるわけですから、おすすめせずにはいられないのです。

目に見える〝結果〟が出ている

それでも、「科学的な根拠がないのでは？」と疑う方もいらっしゃるかもしれません。

しかし実際のところ、**ポットで自動的に沸かしたお湯と、正しく沸かした白湯では、便秘の改善具合やからだの温まり具合が違います。**

白湯を飲みつづけることで、便秘をはじめ、睡眠障害や冷え性、不安やうつ傾向など、さまざまな症状が改善した人を、クリニックで何百人と見てきました（改善された症状については、第2章、第3章で具体的にご紹介します）。

結果が出ているということは、具体的な作用があるということです。

目には見えないものですし、いまの科学では説明しきれないかもしれませんが、**白湯の心身への効果は、多くの方の体験から実証された事実**なのです。

「冷え」があらゆる病気をまねく!?
白湯は日本人の体質に合った飲みもの

日本人は冷たいものを飲食しすぎ!?

白湯は、わたしたち日本人の体質にとても合っています。

なぜなら、**日本人は諸外国の人にくらべて、からだが冷えやすい**という特徴があるからです。

民俗的にもともと胃腸の力が弱いというのも理由のひとつですが、冷たいものの食べすぎや過食という現代人の食生活が、日本人の胃腸をさらに弱らせています。そして胃腸が弱ってしまうと、必然的にからだ全体が冷えるのです。

その理由についてはのちほどお話ししますが、**白湯飲みは、誰でもすぐに胃**

腸を温めることができるシンプルで簡単な方法です。

とくに女性は、男性にくらべて胃腸が冷えやすいので、白湯の効果が現れやすいでしょう。

胃腸が温まると全身の機能が活性化しますから、代謝も免疫力も上がって、体内の余分なものが燃やされ、からだそのものが軽くなります。

実際、白湯を飲みはじめて一〜二ケ月後には、たいていの人は体重が二〜三キロ落ちます。

冷え性は病気のもと

一般的に冷え性とは、平熱が三六度未満の低体温（*注）の人のことです。

もともとの胃腸の弱さと、食生活の乱れが重なり、いま低体温の人が非常に増えています。

体温は、じつは免疫力とも関係があります。一説には、**体温が一度下がると、免疫力が数十パーセント下がる**ともいわれます。

ですから、からだがつねに温かい状態であれば、免疫力が自然と高まり、病気にもなりにくくなるのです。反対に、つねにからだが冷えている人は、今後さまざまな病気をまねく可能性があるともいえます。

＊注　「低体温症」とは区別されます。これは、直腸温が三五度以下になった状態のことです。原因として、自律的な体温調節機能が働く下限以下の寒冷環境に長時間さらされることで、恒常性が維持できずに体温が低下している、などです。

白湯が人生を円滑にしてくれるワケ
からだとこころの「消化力」が決め手！

生命活動の基本臓器に直接効く！

ここでひとつ質問をしてみましょう。

わたしたちの生命は、何によってできているのでしょうか?

答えはいたってシンプル。毎日食べたものでできているわけですが、重要なのは、**〝食べたものがしっかり自分のからだになっているかどうか〟**ということです。どんなにからだにいいものを食べたところで、消化吸収の機能がきちんと働かなければ、自分の一部になりません。

食べたものはまず胃腸で消化されますが、この消化力をアーユルヴェーダでは**「消化の火（＝アグニ）」**と呼びます。

胃腸で消化された食べものは、いったん吸収されてから肝臓に入り、そこでさらに分解されて栄養素になります。その栄養素が全身にわたって各臓器に滋養を与えているわけですが、このプロセスをおこなうパワーの源が**「胃腸の消化力」**なのです。

わたしたちのからだには、この胃腸の火をはじめとして全部で一三の火（＝アグニ）があります。これらすべての火が、じつは胃腸の火を発生源としています。それゆえ、**胃腸の消化力が弱ると、生命活動のすべてが弱ってしまう**のです。

その生命活動の根源である胃腸に直接作用するのが、白湯だというわけです。

白湯はこころにも火を灯す

一三ある消化の火（＝アグニ）は、からだにだけではなく、こころにも存在しています。

前ページでお話ししたように、一三ある火のすべての火種が胃腸の消化力ですから、胃腸が弱ると、やはり**こころの火も弱まってしまう**のです。

すると、願望や熱意、エネルギーといったものが湧いてこなくなります。自分がどうしたいのか、何をしたいのかがわからなくなったり、あるいは願望があったとしても、そこに向かって行動する気力が起きなくなります。

また、人とのかかわりのなかで受けるストレスをはねのける力も失われるでしょう。

つらい体験をいつまでも引きずったり、物ごとにうまく対処できずにぐずぐずと立ち止まってしまい、自分の人生を前に進められなくなるのです。

白湯を飲んで胃腸の消化力が甦《よみがえ》ると、**こころが軽やかになって安定し、日常生活が不思議なほど順調に運ぶようになります。**不安や焦りといった余計な雑念も浄化され、自分が幸せになるための道がはっきりしてくるので、人生の目的に向かってまっすぐ進めるようになるのです。

「浄化力」だけではない白湯の威力

浄化作用は白湯だけ

「お茶では白湯の代わりにならないのか?」という質問を受けることがあります。もちろん、胃腸を温めるという意味ではお茶でも効果があるでしょう。ただ、お茶は成分を含んでいるので、胃腸を浄化する効果は期待できません。

お茶で手を洗う人がいないのと同じように、**胃腸をキレイに掃除するには白湯がもっともいい**のです。そして、その効能は浄化だけにとどまりません。

すべてのバランスを整える

もうひとつ注目したい白湯の大きな効能は、**「バランスを整える」作用**です。**白湯は、自律神経やホルモンのバランスをはじめ、からだのあらゆるバランスを整えてくれる**飲みものです。

わたしたち人間を含むすべての生物は、ホメオスタシス（＝恒常性）といって、生体の内部や外部の環境因子の変化にかかわらず、生体をある一定の状態に保とうとする性質があります。

こう説明するとむずかしそうですが、わたしたちはその性質を日常的に体験しています。たとえば食事をしたあとは血糖値が上がりますが、おのずとインシュリンが膵臓《すいぞう》から分泌されて収まります。

わたしたちの意思とはかかわりなく、**からだには理想的な状態に戻ろうとする自動調整能力（＝自然治癒力）がある**からです。

この自動調整プログラムは、生命の維持のためになくてはならないものですし、生きていれば当たりまえのように感じることですが、じつは生命科学でもまだ解明できていない、とても神秘的なプロセスです。

ただはっきりしているのは、この**自然治癒力を高めるのに白湯が効果を発揮する**ということ。もちろんお茶にもよい成分が含まれていて、交感神経の働きを上げるなどといったある特定の効果はありますが、いいかえれば、成分の特質に偏った効果しかありません。

白湯の効能には、そうした偏りがないのです。

「わたし」全体にまるごと効く

アーユルヴェーダでは、人間を含むこの自然界のすべては、三つの質から構成されていると考えます。

「ヴァータ」と呼ばれる風の質、「ピッタ」と呼ばれる火の質、そして「カパ」という水の質の三つです。風の質は「動き」を生み出し、火は「熱」を、水は「滋養や安定」をもたらしますが、これら三つのエネルギーバランスが、わたしたちの生命活動を成り立たせています。

白湯は、この三つの質が完璧に調和した飲みものです。

そもそもが水ですから、重く冷たい質が強いわけですが、沸かすことで「熱」（＝火）の質が加わります。そしてじゅうぶんに沸騰させて軽くなることで、さらに「動き」（＝風）の質が加わります。

そのため、**正しく沸かしてつくった白湯は、水・火・風の三つの質のバランスがちょうどよく整った飲みものになる**のです。

生命とは、全体です。「わたし」というのは、脳や心臓などのパーツを指しているわけでもないですし、こころや感情を指しているわけでもありません。六〇兆個ともいわれる細胞の集合体全体が、「わたし」なのです。

白湯は、からだのある特定の部位にではなく、生命活動におけるすべての調整能力を高め、バランスを整えてくれます。

白湯の効能の素晴らしさは、わたしたち生命が本来もっている〝全体性〟を取り戻してくれることだといってもいいでしょう。

飲みつづければ病気知らず！

毒素をためないからだになる

浄化力が病気の原因を洗い流す

わたしたちはもともと、とても純粋な状態で生まれてきます。生まれたてのあかちゃんには不純な要素がいっさいありません。

しかし多くの場合、大人になっていく過程で、本来もっていたはずの純粋さが失われていきます。**外的な影響や乱れた食生活によってたまったストレスや未消化物（＝アーマ）は、やがて毒素となり、放っておけば病気となって現れるでしょう。**

毒素を浄化する力が、日々入ってくる不純物の処理に追いつかないからです。

その浄化をおおいに手伝ってくれるのが、白湯です。

白湯がたまった毒素や老廃物をキレイに洗い流してくれるので、わたしたちは余分なものを体外に排泄《はいせつ》し、より純粋な状態に近づくことができます。

そして**浄化力が高まって純粋性を取り戻したからだは、病気を寄せつけなくなる**のです。

逆にいえば、病気というのは、毒素やストレスがたまって不純になってしまったために生じるということ。ですから、機能的にも構造的にも純粋性になっていけば、具合のわるい症状は、おのずとなくなっていくわけです。

白湯飲みでストレスフリーの人生が叶う
人間関係のトラブルも激減！

自分本来の〝純粋性〟を取り戻す

白湯を飲むと、胃腸のなかにある毒素や老廃物が洗い流されてキレイになります。余分なものがなくなって胃腸の消化力が高まると、からだ全体が本来の機能を取り戻していきます。すると、もともと備わっていた浄化力がさらに高まり、からだがより純粋な状態になるのです。

白湯を飲みつづけていくと、自分に合わないものを食べたときに下痢してしまうことがあります。この下痢という症状は一見、胃腸の働きが弱ったのかと勘違いしがちですが、じつは**浄化の現れ**です。

からだが不純なものには拒否反応を示し、〝**毒素をためなくなってきた**〟からなのです。それは同時に、〝からだが純粋な状態を保てるようになってきた〟ということでもあります。

こうした反応は、食べものに限りません。

白湯を飲みつづけていると、食べものの好みが変わったりするだけでなく、人間関係まで変わることがあります。

これまで嫌だと思いながら無理して保っていた人間関係をすっぱり終わらせられたり、逆に自分にふさわしい新たな出会いがやってきたりもするでしょう。

自分の純粋さを保てるようになるので、他人や周囲のできごとに左右されずに、自分本来の人生を進めていけるようになるのです。

〝がまん〟や〝無理〟とも無縁に

わたしたちは日常生活のなかで、知らず知らずのうちに頑張ったり、がまんをしたりして、自分自身に無理を強いています。しかし、こうしたストレスは、やはりからだの負担になり、病気の原因になります。

白湯を飲みつづけていくと、消化機能はもちろんですが、体温やホルモンバランス、代謝、そして自律神経の調整やこころの安定にいたるまで、自分全体を理想の状態に調整できるようになっていきます。

そのため、**何かを無理にがまんしたり頑張ったり、抑えたりすることが減っていく**のです。

病気とも縁遠くなりますから、人生で無駄に立ち止まることがなくなっていきます。

からだの三大機能を同時に強化
消化力・代謝力・免疫力がみるみるアップ！

胃腸の消化力は生命の根源

白湯には、胃腸の「消化の火（＝アグニ）」を高める効果があります。

消化力については二三ページでもお話ししましたが、わたしたちのからだには全部で一三の火があり、それらすべての発生源ともいえる火種の役割を果たしているのが胃腸の消化力です。

そのため、**胃腸の消化力が高まると、からだにあるすべての火が元気に燃え出します。**

アーユルヴェーダでは、**「消化力＝生命力をもたらすもの」**と考えます。極論すれば、人生のよろこびも、生命力も寿命も、すべて消化力に左右されるということ。胃腸が弱ってしまえば、生命そのものを失うことになりかねません。

逆にいえば、白湯を飲みつづけて消化力を高めていくことができれば、生命そのものが強くなるということです。

代謝力も自然にアップ

消化力が上がって体内から毒素（＝アーマ）が消えていくと、連鎖して高まる機能があります。**代謝力**です。

食べたものを胃腸で燃やすことを通常「消化」といいますが、「代謝」というのは、からだのもう少し深い場所でおこなわれる機能です。

胃腸で消化吸収された栄養は、血液を循環して肝臓にいたったあと、七つの段階を経てからだをつくります。この代謝の七段階（七つの組織）をアーユルヴェーダでは**「ダートゥ」**と呼びますが、次のような順序でおこなわれます。

〈血しょう〉↓〈血球〉↓〈筋肉〉↓〈脂肪〉↓〈骨〉↓〈骨髄・神経〉↓〈精液・卵子〉↓〈オージャス(=生命エネルギー)〉

これら七つの代謝がスムーズにおこなわれるほど、からだの組織は強くしっかりつくられるのですが、この代謝の第一段階において、きちんと〈血しょう〉にならなかったものが、**未消化物(=アーマ)**です。

未消化物は冷たくネバネバしていて、からだを冷やします。ですから**体内に未消化物が増えてくると、日中眠い、だるい、意欲が湧かない、やる気が出ない……などの症状が出る**ようになります。

こうした症状が出たとき、わたしたちは疲労がたまっていると勘違いしがちですが、実際からだにたまっているのは、未消化物なのです。

そして、この未消化物ができてしまうと、代謝の第一段階でストップがかかってしまうわけですから、二段階以降の組織がつくられません。つまり、**食べ**

たものがきちんと自分のからだになっていかないのです。そのため体力も落ち、からだにさまざまな支障が出はじめます。

免疫力も自動的に高まる

白湯を飲むことで消化力が高まり、未消化物が浄化されてくると、この七段階の代謝が非常にスムーズにおこなわれるようになります。

血液も、骨も、脂肪もしっかりつくられ、神経系統にも栄養が行きわたって脳も活性化されます。もちろん、生殖機能も高まります。

そして代謝の最終産物である**「オージャス（生命エネルギー）」**がきちんとつくられると、からだはさらに強くなります。

なぜなら、オージャスは免疫力をもたらすからです。

「オージャス」とは、非常に精妙な物質で、生命の活力素、生命エネルギー、あるいはあかちゃんがもつ純粋さそのものともいえます。

このオージャスを豊かにもっている人は、生命力に満ちていて、心身ともに

7つの組織とオージャス

食べたものは、消化管（口、胃、腸）で消化・吸収され、血液循環を経て肝臓にいたったあと、7つの組織が順番につくられ、最終的なエッセンスとしてオージャスができあがります。

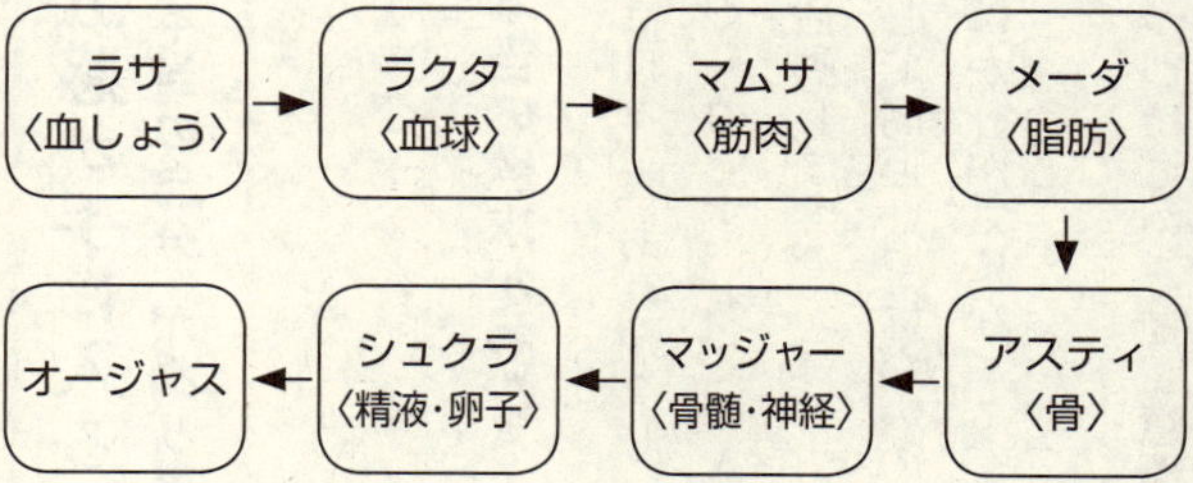

強く健康です。もちろん病気も寄せつけません。

ただしオージャスは消耗品なので、日々補わなければ減っていきます。

そこで大切なのが白湯飲みです。飲みつづければ、からだはつねに浄化され、消化と代謝の長い道のりをスムーズに進めることができるからです。

からだの組織が強くしっかりつくられ、生命力で充ち満《み》ちている人は、オージャスが体外に溢《あふ》れ、内側からも輝きはじめます。そして人生そのものが、思い描いたとおりに進んでいくようになるのです。

鋭敏な五感が手に入る！

〝本当の自分〟がクリアに

自分の本当の欲求がわかるように

わたしたちは日々、「あれが欲しい」「これを叶えたい」というたくさんの願望や欲求を抱くものです。多くの人は、こうした欲求や願望を自分の外側で実現させようと活動します。

それもけっして間違いではないのですが、つねに外に向かっていると、他人のことや状況ばかりが気になって、自分の内側に向き合うことを忘れてしまいがちです。

白湯を飲みつづけていると、**意識が自然と自分の内側に向かうようになり、**

いま何が必要で、何が大切なのかに気づくようになります。つまり、自分自身をより深く知ることができるようになるのです。

こうした自分自身への気づきの能力を**「自己参照性」**と呼びますが、白湯には、感覚を鋭敏化して自己参照性を高める効果があります。飲みつづけていくと、**自分自身がとてもクリアになっていく**のを実感できるでしょう。

また快適さや心地よさなどにも敏感になります。

毒素がたまると鈍感に!?

たとえば、甘いものが大好きだという人がいたとしましょう。

もし、好きだからといってむやみに食べてしまうなら、自己参照性が低くなっています。からだは「もうじゅうぶんだ」といっているはずなのに、その自分の状態に気づくことができないのです。

自己参照性が高い人は、自分の内側を感じて**「食べすぎだからしばらくやめておこう」**と判断することができ、つねに適切な量や質を選べます。

つまり、自己参照性を高めて感覚をクリアにしておくことは、病気の予防や、症状の改善にもつながるわけです。

自己参照性が落ちてしまう原因は、やはり毒素（＝アーマ）です。

精神的なストレス（＝こころの未消化物）や毒素（＝からだの未消化物）がたまっていると、自己参照性は下がって感覚が鈍くなり、自分を見失ってしまいます。

白湯飲みで精神的にも成長できる!?

こころが穏やかさを取り戻す

白湯の精神的な面への効果を、もう少しお話ししておきましょう。

わたしたちのこころには、**「サットヴァ（＝純粋性）」「ラジャス（＝活発性）」「タマス（＝不活発性）」**という三つの質があります。どんな人にも三つの質があるわけですが、白湯にはこのうちの**「純粋性」を高める効果**があります。

ちなみに、ラジャスというのは何かを求める活動的な質で、タマスは反対に覆い隠す鈍い質です。たとえば、人はタマスの質によって眠ります。

一般的にこの三つの質は、年齢によって優位性が変わります。二五歳まではタマス、五〇歳まではラジャス、そして五〇歳以降サットヴァが優位になります。ですから二〇代の頃は、やみくもに行動して失敗したり、人に迷惑をかけたりするのも仕方がないともいえるでしょう。

こころの純粋性は本来、年齢とともに増していくものですが、白湯を飲みつづけるとこころの成長がうながされ、つねに精神的に安定していられるようになります。

小さなことにイライラしたり、目先のことで悩んだりすることも減り、どんなことにも穏やかな気持ちで対応できるようになるでしょう。

純粋性（＝サットヴァ）を増やしていくことは、こころの成長にとって非常に大切です。日々穏やかで、周囲からも信頼される精神のもち主は、仕事も人生も、やはり円滑に進めることができるでしょう。

万人に効くのにはワケがある
生来の「自然知性」に直接効く

本来もっている「自然知性」を活性化

白湯は、どんな人にも効果を発揮します。例外はありません。それには理由があります。

わたしたちは誰もが、生まれながらに**自然知性**をもっています。ひとつの受精卵が母親の体内で細胞分裂をくりかえし、あかちゃんとして生まれるまでに六〇兆の細胞になり、手足や神経、骨、皮膚、内蔵のすべてができあがっていくわけですが、そのプロセスはとても自然で、すべてが自動的です。

誰かが科学的な処置をしたからではなく、人はみな、はじめからそのようにつくられています。

それは、意識や思考のレベルを超えた、計り知れない完璧さをもった調和的な知性です。アーユルヴェーダではこれを「自然知性」と呼びます。

白湯は、**自然知性の働きを阻害している毒素やストレスを洗い流し、わたしたちに本来備わっている自然知性を活性化**します。そのため、万人に効果があるのです。

自然治癒力も同時にアップ！

自然治癒力というのは、この自然知性のひとつの現れです。

ケガが治るとき、からだでは何百何千というプロセスが起こっているわけですが、これらはすべて自然治癒力がおこなっています。白血球が外部からの侵入者とたたかったり、新しい毛細血管や皮膚ができたりと、ごく自然におこなわれているプロセスはすべて、自然知性によるものです。自然知性が活性化されれば、おのずと自然治癒力も高まって、病気になりにくいからだになります。

白湯が「最強」である本当の理由

人はなぜ病気になるのか？

わたしたちのからだのなかでは、じつはごく初期のガン細胞がつねに生まれています。ただ、そうしたものは、前項でお話しした本来の自然知性がしっかり機能していれば、自然に消えていきます。

しかし、自然知性が弱り、外から入ってきた細菌とたたかえなくなったり、自分の内側のバランスが調整できなくなったりしたとき、病気になります。

極論すれば、**すべての病気は自然知性が失われたときに生じる**のです。

たとえば、関節リウマチやバセドウ氏病などの自己免疫疾患は、自然知性が失われた状態で起こる典型的な病気です。

本来、**免疫システムというのは、外から入ってきた〝自分ではないもの〟を攻撃するためのものであるにもかかわらず、自分のからだを攻撃してしまうのが自己免疫疾患**です。

そのため、治療には免疫抑制剤などがつかわれるわけですが、本来の自然知性のシステムが取り戻せれば、初期ならじゅうぶん治る可能性があります。むやみに薬をつかって免疫を抑えると、自然知性をさらに弱めることにもつながってしまいますから、アーユルヴェーダ医療としては、病気が進行していない限り、あまりおすすめしません。

風邪を引いても熱が出ない人は要注意⁉

ここまでお読みいただければおわかりと思いますが、自然知性が活性化して強い人は、まず風邪を引きません。インフルエンザのようなウィルスが体内に入ってきたとしても適切に駆除しますから、発病しないのです。

ただ、ある程度弱ってしまってしまい、からだがたたかわなければならない状態であれば、風邪を引くこともあるでしょう。

自己知性がさらに弱ってしまうと、じつは風邪すら引けません。高齢者に多い症状で、風邪のような体調だけれど熱は出ないということがあります。体内でうまく毒素を燃やすことができないために、熱が出ないのです。それでも、からだを休ませる状況をつくるために、だるい、関節が痛いなど風邪のような症状が出ます。

風邪は浄化のサイン

最近では、風邪かもしれないと思ったらすぐに薬を飲む人が多いようです。

でも、**風邪というのはある意味、体内にたまってしまった毒素（＝アーマ）を浄化して、リセットしようとする自然なシステム。**からだが熱を発して毒素を燃やし、元の状態に戻ろうとしているのです。

本来、しっかり水分をとって休息をとれば、自然と治るものです。しかし、すぐに熱を下げようと薬を飲んでしまうと、逆にいつまでも長引くことがあります。そして、きちんと休まずに薬で症状を抑えることをくりかえしていると、自然知性そのものが弱ってしまうのです。

みなさん忙しく、つい目先の状況に左右されがちですが、**本来の自然知性を取り戻すことが、結果的に自分らしい人生を叶えるための最大の近道**だということを、忘れないでください。

そして白湯飲みこそが、自然知性を強め、自然治癒力を高めるためのもっともシンプルで簡単な方法なのです。

最強の白湯「つくり方&飲み方」のコツ

最強の白湯の正しいつくり方

こころとからだの健康にとっていいこと尽くしの白湯ですが、つくり方も飲み方も、とても簡単です。もうご存知の方も多いかもしれませんが、ここでいま一度おさらいしておきましょう。

純粋な水を選んでよく沸かすだけ

よくご質問を受けるのが、白湯をつくる水についてです。白湯の効果がいちばん発揮されるのは、**「より純粋な水」**。つまり、より自然な状態に近い水がよ

「最強の白湯」のつくり方

〈用意するもの〉

きれいな水

やかん

〈つくり方〉

1 やかんにきれいな水を入れてフタをし、強火にかけます。換気扇も回すようにしましょう。

2 沸騰したらフタをとり、湯気が上がるようにします。このとき、大きな泡がブクブク立っているくらいの火加減にします。

3 そのまま10〜15分、沸かし続けます。

4 沸いた白湯を飲める程度に冷まして、すするようにして飲みます。残りは保温ポットなどに入れておきます。

いということです。完全な水は、じつは腐りません。

ただ、水道水でもじゅうぶんに効果がありますし、井戸水や湧き水でもよいでしょう。大切なのは、〝**よく沸かすこと**〟です。

とはいっても、放射能や汚染物質などが沸かすだけで完全に浄化されるわけではありませんから、ご自分の納得のいく水を選んでください。

飲むというより〝すする〟のがコツ

白湯は、沸かしたての熱いものを、すするようにして飲みます。**水のようにごくごくと飲むのではなく、少しずつすするように飲むのが効果的です。**そのほうが胃腸への負担がかかりません。熱いものを、ふうふうして少し冷ましながら飲むイメージです。

朝沸かして飲みきれなかったものは保温ポットに保存し、その日のうちであれば、あとで飲んでも問題はありません。

ちなみに、白湯はいわゆる「湯冷まし」とは違います。**冷まさずに熱いものを飲んでください。**といっても、飲むのがつらいほど熱いものである必要はありませんから、体調に合わせて調節してください（体調別のくわしい飲み方は一九四ページを参考にしてください）。

朝いちばんの白湯はかかさずに

朝目覚めたら、まず**コップ一杯（一五〇cc程度）を五分から一〇分かけて**ゆっくり飲みます。胃腸が温まってからだ全体の代謝が上がり、一日の活動に備えます。また、白湯が老廃物を押し流し、腸のなかをキレイにしてくれるので、排泄をうながす効果もあります。

食事中にもコップ一杯が基本

朝昼夕の食事のたびに、**食べながらコップ一杯**飲みます。数口食べてはひと口すする、をくりかえすのが効果的です。消化力を高め、食べたものが体内で燃えやすくなります。

からだが重い人は食間にも飲むと効果大

食事と食事のあいだに、**二〇〜三〇分おきにひと口ふた口と少しずつ**すすりましょう。胃腸を温めて消化力を高める働きをしますので、体内の未消化物（＝アーマ）がさらに燃えやすくなります。

飲みすぎには要注意！

一日に飲む量は、コップ五～六杯（七〇〇～八〇〇cc）が目安です。それ以上飲みすぎると体内に必要な成分まで流れ出し、かえって胃腸の負担になります。飲みすぎにはくれぐれも気をつけてください。

そのほかの効果的な飲み方については、3章でくわしくお話ししていきます。

第2章

これが最強の白湯飲み効果！

【一般症状編】

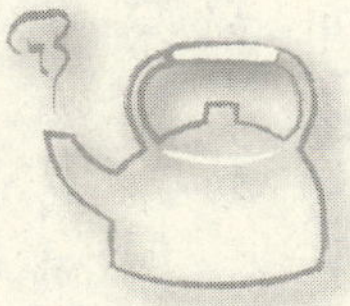

食後の「胃もたれ」もスッキリ改善

胃腸の火力が快復した証拠

結論からいうと、胃もたれする人は消化力が落ちています。

消化力とは、いわば**「胃の火力」**です。胃もたれは、胃の火力が弱いために、暖炉に薪《まき》をいくらくべても燃えずに残ってしまう状態のような症状です。

食べたものがちっとも燃えませんから、胃に重い不快感があります。

ほとんどの場合、日常的に食べすぎていたり、夜遅い食事が多かったりするせいで、**体内に未消化物（＝アーマ）がたまっているのが原因**です。

「白湯＋消化しやすい食べもの」を

食べものには、「消化されやすいもの」と「消化されにくいもの」がありま す。

たとえば、お肉にはかなりの消化力が必要ですが、炊きたてのご飯や調理した野菜などは、お肉よりも弱い力で消化できます。

とても単純なことですが、消化しにくいものを食べれば、その分からだの負担になります。

ですから、**もともと消化力５（この数字は仮定です）の人が消化力７が必要な肉を食べれば、とうぜん負荷がかかる**のです。

白湯を飲んで、未消化物がきれいに浄化されて胃腸の消化力が上がれば、胃もたれはしなくなります。非常に単純な論理ですが、多くの人が経験していま す。

おなかが空かない人は要注意⁉

ふだんから自分の消化力を意識することも大切です。

もし、昼食を午後一時頃にとったあと、夕方六時〜七時になってもおなかが空《す》かない……という人は、消化力が落ちています。

白湯飲みをつづけていくと、胃もたれも改善しますし、おなかも規則的にきちんと空くようになるはずです。

「便秘」の悩みには即効果がある

燃え残りが詰まっている!?

消化力が落ちて食べたものが消化しきれないと、未消化のままからだのなかに残ることになります。こうして体内にできてしまった未消化物（＝アーマ）は、じつは非常に重いという特徴があります。

そのため、**暖炉で燃えきらない薪のようにどっしりと体内に残ってしまい、出にくく、詰まるのです。これが便秘の正体**です。

消化力が弱っている人は、たいがいからだが冷えていますから、腸の働きもよくありません。ですから、なかなか詰まりも解消されないのです。

また、排泄があるからといって、便秘でないともいいきれません。

理想の便というのは、バナナのような形で無臭。そして水に浮きます。排泄時に力む必要もなく、するっと出ます。

ねっとりして臭かったり、水に沈んでいたり、力まないと出ないような状態は、じつは厳密には「便秘」です。

白湯が腸を温めて浄化する

白湯を飲むと消化力が上がって食べたものがよく燃えるようになるので、便が軽くなります。腸を温める効果もありますから、腸の働きそのものがよくなって浄化力が高まり、排泄自体がスムーズになります。この相乗効果で、便秘が自然に解消されるのです。

効果には個人差がありますが、たいていの場合、**白湯を飲みはじめて一週間もすれば朝の便通が戻ってくる**でしょう。人によっては、白湯を飲みはじめたその日に解消してしまうこともあるくらいです。

「二日酔い」とも無縁になれる！

肝臓の働きが復活する

二日酔いは、肝臓の働きがわるかったり弱っているときに起こります。

わたしたちのからだには胃腸の消化力（＝アグニ）を火種として、全部で一三の火があります（二四ページも参照してください）。これらの火はすべて胃腸の火を発生源としていますから、**白湯飲みで胃腸の火の力が上がれば、おのずと肝臓の火も元気を取り戻します。**

アルコールの分解は、まさに肝臓の火の働きによるもの。ですから肝臓の消化力が高まれば二日酔いはしなくなります。

お酒はそもそも、生命エネルギー（＝オージャス）を破壊する飲みものです。

そのアルコール度数に比例して、心身への悪影響があると思ってよいでしょう。科学的に見ても、お酒は飲めば飲むほど脳の神経細胞を破壊することがわかっています。

本来はおすすめしたくないわけですが、**どうしても飲みたいなら、からだに影響が少ない日中に飲むのがよい**でしょう。

とくに昼間は満足感が大きい時間帯なので、お酒もよりおいしく感じ、少ない量ですむはずです。また、白湯をチェイサー代わりにすると、比較的からだへの負担が軽減されます。

いつのまにか「理想の体型」に!?

よく燃えるからだは太らない

前項でもお話ししたように、白湯を飲むことで胃腸の火の力が増すと、からだ全体が燃えやすくなります。

食べたものがよく燃えるようになりますから、余計な脂肪が蓄積しません。つまり代謝力がアップしているということです。そのため、**飲みつづけていると自然に体重が落ちていきます。**

たいていの人は、白湯を飲みはじめて一ヶ月ほどすると、**体重が二〜三キロ落ちます。** さらにスリムになりたいという人は、二〇六ページの「体重を落とす必殺技」を実践してください。

また、白湯を飲みはじめると自己参照性（四一ページ）が高まって、自分の快適さに敏感になります。

必要以上には食べなくなりますから、甘いものを過食したり、油っこい料理を夜中に食べてしまうようなことも減っていくでしょう。その結果、体重は自然と減り、理想の体型を維持できるようになります。

まるで魔法のような効果ですが、みなさんが体験している事実です。

外側からのケアいらず！「手足の冷え」も解消

まずからだの中心が温まる

靴下の重ね履きや半身浴など、〝冷え取り〟ブームが定着しつつありますが、それ以上に効果的なのが、白湯飲みです。

外側から局部だけを温めようとしても、じつはなかなか温まらないもの。**白湯を飲んで内側から温まると、手足の冷えも自然に解消していきます。**

その理由は、**からだという家を温める大元の火は、胃腸にある**から。白湯を飲むと、この胃腸の火種が元気に燃えはじめます。家の中心である胃腸が温まるので、家全体がしっかり温まるのです。

からだが内側からよく燃えるようになって代謝が高まると、体温も自然と上がります。末端にまでしっかり血流がめぐりますから、外側からのケアに頼らなくても、手足が冷えないようになっていくでしょう。

日中の「眠気」もスッキリ抜ける！

眠くなるのは未消化物のせい

日中眠くなってしまうのは、じつは昼食が原因ではありません。からだにたまった未消化物（＝アーマ）のせいです。

小さな子どもは、ご飯を食べて眠くなったりせずに、元気になります。**日中眠くなるのは、胃腸が弱ってからだに未消化物がたまっている証拠。**この未消化物の重く鈍い特質が、眠気を誘うからです。

白湯を飲むと胃腸の消化力が高まり、からだに蓄積してしまった未消化物が順次燃えてなくなります。そうすれば自然に、日中の眠気も抜けていきます。

肌荒れ知らずの「美肌」が叶う！

大人のニキビもキレイに改善

大人になってからの吹き出物や肌荒れはなかなか治らず、お悩みの方も多いかもしれません。でも、白湯を飲みはじめると、吹き出物ができなくなり、肌艶《つや》がよくなっていきます。

吹き出物をはじめとする肌荒れという症状は、やはり体内の未消化物（＝アーマ）が原因です。未消化物は、いってみれば血液中の毒素です。それが血流に乗って皮膚の表面に出てきたのが吹き出物。

つまり**「吹き出物＝未消化物そのもの」**なのです。

白湯を飲んで体内の未消化物が浄化されていけば、肌荒れは解消します。飲みつづければ、くすみもとれ、文字どおり色艶のよい美肌になるでしょう。

肌の輝きは生命エネルギーの多さで決まる!?

アーユルヴェーダでは、オージャス（＝生命エネルギー）とアグニ（＝消化力）がしっかりあるとき、肌が内側から輝くといわれます。

ここまでお読みいただければおわかりと思いますが、白湯は、消化力と生命エネルギーの双方に効果を発揮します。

白湯飲みをつづけて胃腸の消化力が高まり、代謝がスムーズにおこなわれるようになれば生命エネルギーもおのずと増えますから、肌はますます美しくなるでしょう。

反対に、顔色がわるく肌荒れがひどい人は、からだに毒素がたまって生命エネルギーも減っているということです。

「下半身のむくみ」も解消する

血液中の毒素が原因

夕方になると足がむくんでだるくなったり、痛んだりするという症状も、からだにたまった未消化物（＝アーマ）が原因です。

食べたものは本来、日中のうちにきちんと燃えて、栄養素となってからだに行きわたらなくてはなりません。しかし、**燃えきらずに血液中に未消化物として残ってしまうと、重く沈んで下半身にたまります。**夕方以降に足がむくむのはそのためです。

白湯を飲んで血液中の未消化物が浄化され、血流に滞りがなくなれば、むくみは自然にとれていきます。

心臓の負担にもなる⁉

また、むくみがあるということは、血流全体がスムーズではないということですから、じつは心臓に負担がかかります。そのため、**むくみの症状が長びくと、からだ全体が疲れやすくなります。**

こうした人には、とうぜん冷えの症状もあるでしょうし、場合によっては、日中眠気があったり、太りやすかったり、便秘だったりもするでしょう。**白湯で体内の未消化物を洗い流していくことができれば、一連の症状すべてが改善していきます。**

朝の一杯からぜひ、はじめてみてください。

ひどい「肩こり」もじょじょに軽減！

慢性化すると危険

肩こりも、やはり未消化物（＝アーマ）がたまっている症状です。

もちろんパソコンやスマートフォンの見過ぎなど、視神経の酷使による緊張やストレスも要因のひとつではありますが、根本的な原因ではありません。

ひどい肩こりや首のこりというは、血液中にまで未消化物がたまってしまい、血液の流れそのものが滞っているために起こります。

そして、日常的な緊張と重なって慢性的に詰まった状態になっているので、なかなか治りません。

少し怖い話ですが、肩や首のこりは、悪化すると頸動脈《けいどうみゃく》を詰まらせます。頸動脈が詰まってしまえば脳に血液が届かなくなりますから、脳梗塞《のうこうそく》にもなりかねません。

白湯を飲みつづけていくと、未消化物は燃えて浄化され、**滞っていた血流も流れるようになりますから、少し時間はかかるでしょうが、こりはじょじょに解消されていきます。**

また、白湯飲みで自己参照性が高まってくると、不快な姿勢で長時間過ごすことができなくなってくるはずです。適度にからだを動かしたいと思うようになり、からだの快適さを優先する習慣が身につくようになるでしょう。

慢性的な「疲労感」もなくなり、体力が復活！

代謝機能が上がった証拠

胃腸で消化吸収された栄養素は、血液を循環して肝臓にいたったあと、七つの段階を経て順にからだの組織をつくっていきます（＝三九ページの図を参考にしてください）。

未消化物（＝アーマ）というのは、代謝の第一段階でつくられるはずの組織（血しょう＝ラサ）が適切につくられなかったものです。

白湯を飲むと、第一段階以降の代謝がきちんと機能しはじめ、全身に滋養が行きわたるようになります。その結果、からだの組織がしっかりつくられるようになるので、体力も自動的にアップするのです。

疲労感も未消化物のせい

疲労感というのは、たくさん活動しすぎて体力的に疲れているときにも感じるものですが、じつは多くの場合、未消化物がたまってからだが重くなっているときに感じます。

いくら寝ても疲れがとれないという人は、まさにその典型です。

白湯を飲んで体内の未消化物が浄化されると、同じ睡眠量でも疲れのとれ方が変わってきます。

「とても疲れたな」と感じて眠りについても、翌朝にはスッキリ目覚めて疲労感が残らなくなるのです。

慢性的な疲労感から解放されて、爽快な気持ちで一日をスタートできるようになれば、人生そのものが順調に進みはじめるのは、いうまでもありません。

白湯飲みで「イライラ」も解決する⁉

イライラの本当の原因は⁉

もっと穏やかでいたいのに、小さなことにいちいちカチンとしてしまう。最近、こうした悩みをかかえる人が増えています。「ワケもなくイライラしてしまう」のは小さなことのようですが、じつはからだからの大事なサインです。

ここでひとつ質問してみましょう。

人はイライラしているとき、怒っているのでしょうか?

そうではありません。**イライラするのは、じつは「思いどおりにならない」からです。**

人は困難を感じるとイライラします。つまり、**からだが弱っているとイライラしやすい**のです。

体力が復活すればこころも元気に

元気でエネルギーに満ちていれば、人はどんなに困難な問題が目の前にあっても、イライラしません。穏やかなこころで、対処できるからです。

前項でお話ししたように、白湯を飲んでからだの代謝機能がアップすると、体力が快復します。体内の未消化物もキレイに浄化され、**からだもこころも軽やかになって余裕ができると、目の前の小さなことに反応してイライラすることもなくなる**のです。

また、白湯を飲みつづけていると自己参照性が高まり、自分の内側に意識を向けられるようになりますから、むやみに感情的になることもなくなって、つねに安定したこころで物ごとに対応できるようになります。

衰えていた「精力」もかならず甦る！

生殖器も強くなる

白湯飲みをつづけていると、精力も復活します。それは、からだの代謝の七段階（＝ダートゥ）が、しっかりとおこなわれるようになるからです。

代謝の順番を見ていただくとわかりますが（三九ページの図を参考にしてください）、**精力の源である〈生殖器〉は最終段階でつくられますから、そこに行き着くまでの六つの代謝がきちんとおこなわれないと、精力は衰えるいっぽう**なのです。

逆にいえば、**この七段階がスムーズにおこなわれるようになれば、精力の確**

実に復活します。もちろん性欲も出てくるでしょう。そしてこの七つの代謝を円滑にしてくれるのが、いうまでもなく白湯です。

もちろん、男性の精力に限ったことではなく、**女性であれば、月経が正しい周期でやってくるようになったり、不妊症が解消したりします。**

反対に、代謝の七段階がしっかりおこなわれていないと、生理が来なかったり、生理があっても無排卵性になったりすることがあります。

「もの忘れ」も白湯で改善!?

詰まりがとれればもの忘れはしない

もの忘れは老化のせいだと思っている方も多いかもしれませんが、じつは加齢が原因ではありません。

神経系統にきちんと栄養が届いていないせいで起こります。つまり、消化力が弱って体内に未消化物がたまってしまっているせいで、代謝が滞っているということです。

白湯を飲んで代謝の七段階（三九ページ）がスムーズにおこなわれ、六番目の〈神経・骨髄〉がしっかりつくられるようになると、もの忘れは自然に減っ

ていきます。

また、白湯には脳血管に詰まった未消化物を浄化する効果もありますから、脳血管性認知症やアルツハイマー病の予防にもなります。

文字どおり「見た目」が輝く

顔色がパッと明るくなる

白湯を飲みつづけていると、顔色がよくなるというのは、みなさんおっしゃることです。パッと見た第一印象が、とても明るくなります。

「肌荒れ」の項目でお話ししましたが（七〇ページ）、これは七つの代謝の最終副産物である**オージャス（＝生命エネルギー）による効果**です。

生命エネルギーが増えてくると、顔色はもちろん、肌の色艶もよくなり、明るく輝いているような印象を人に与えます。

反対に、生命エネルギーが減っている人は、顔色がわるく、くすんで疲れているように見えるのです。

消化力がしっかり機能している四つの証

胃腸の消化力が強くなって、代謝の七段階がスムーズにおこなわれ、食べたものがきちんと生命エネルギーになっていくと、人はかならず次のようになります。

- **食事のあとにしっかり満足感がある**
- **食後に眠くならず、元気になる**
- **からだが強くなる**
- **顔色がよくなる**

反対に、いくらご飯を食べても顔色がよくならず、元気が出ず、からだが強くならないのなら、代謝の七段階が最後までおこなわれていないということです。こうした人はたいてい、食べてもあまり満足感がないでしょう。

食後の満足感もそうですが、「ご飯がおいしい！」と感じることは、わたしたち人間にとって、とても大切な感覚です。

もし、何を食べても感動がないなら、生命力そのものが弱っているといってもいいくらいでしょう。

未消化物がたまって鈍感になったからだは、「食べる」という生命としての純粋なよろこびを感じられません。まずは白湯を飲んで、からだの未消化物を取り除くことからはじめましょう。

やる気もめきめき湧いてくる

「オージャス」が増えてきた証拠

やる気が出てくるのは、白湯飲み効果で七つの代謝がスムーズにおこなわれ、最終産物であるオージャス（＝生命エネルギー）が増えているからです。

この生命エネルギーは、からだにある一三の火（＝アグニ）すべてを維持する力になります。

胃腸の消化力をはじめとするからだの火は、それ自体で燃えているのではなく、生命エネルギーの力で燃えているからです。

そのため、白湯を飲んで生命エネルギーが増えてくると、からだの火がさらに燃えるという、理想的な好循環が生まれます。**からだがよい調子で燃えているとき、人は「よし、やるぞ！」という前向きな気持ちを抱くものなのです。**

そしてやる気があるとき、人は人生を一歩前に進めることができます。少しくらいの困難ではひるむこともありませんから、目的に向かってまっすぐ進めるのです。

すると目的は案外すぐに実現し、また次を目指すことができる。

白湯飲みがもたらしてくれるのは、この好循環の連続です。心身が浄化され、生命エネルギーが増えて元気になると、人生は思い描いたとおりに運びます。このからくりは、いわば必然なのです。

悩みも燃えてなくなってしまう!?

くよくよすることもなくなる

わたしたちは日々、見たり、聴いたり、感じたりしてさまざまなことを自分の内側に取り込んでいます。そして順次それらを処理しているわけですが、取り込んだものをどんどん燃やして消化していくのもまた、オージャス（＝生命エネルギー）とアグニ（＝消化の火）の力です。

そのため、**消化活動が弱ってしまうと、入ってきたものを処理しきれずに、燃え残りがたまってしまいます。**前のことを引きずっているうちにまた新しいできごとがやってきて、いちいち落ち込むはめになるのです。

生きていれば、落ち込む要因はいくらでもあるでしょう。全部ため込んでいたら、おそらくどんな人だって生きてはいけません。

しかし、本来わたしたちには、ネガティブな要因を燃やしてどんどん前に進んでいく力が備わっています。その大元の火種が胃腸の消化力なのです。

〝過去の栄光にひたる〟のもNG

白湯を飲んで消化力が高まれば、余計な思念は燃やして手放し、人生の次のステップに進めるようになります。

そして生命エネルギーに満ちた人は、落ち込むことがありません。大きな悲しみや衝撃があった場合、一時的に立ち止まったりはするでしょうが、すぐにまた、こころの安定を取り戻して進みます。この「進まずに立ち止まる」状態は、ネガティブなことに対してだけではありません。「上司にいわれたひと言がいつまでも頭から離れない」とか「自分のミスを後悔してくよくよしてしまう」という心境と、「先週のプレゼンでの成功がうれしくて余韻にひたる」とか「恋人との楽しいデートを何度も思い出す」という心境は、じつは同じです。

生命エネルギーの高い人は、いつまでも過去にこだわることがなくなります。それは自分にとってよろこばしいできごとの場合も同様です。**よいこともわるいことも、すぐに手放して、さらなる自分の幸福を求めて前へ進みます。**

ですから、〝いまの自分で満足してしまう〟こともありません。

いまよりもっと幸せになるために、より積極的に生きるようになるのです。

白湯飲みは幸せへの第一歩

人は死ぬまで成長し、幸せになることができます。人間の幸福の拡大には限りがないからです。だから何もあきらめる必要はありません。

もしあきらめの境地にあったり、いまの自分でもう満足だと感じてしまうなら、それは単純に心身が弱り、未消化物がたまっているということです。白湯を飲めば、からだにもこころにも軽さが戻り、自分にもいま以上の幸せを求める力があると実感できるようになるでしょう。

漠然とした不安や恐怖がなくなる

人生が前に進んでいないと不安になる

とくに理由もないのに漠然とした不安があるというのは、**オージャス（＝生命エネルギー）が減っている人に起こる典型的な症状**です。

「不安」というのは、自分の人生を前に進められていないときにだけ感じます。

人間は、前に進もうとすると恐れを感じるもの。はじめてのことにチャレンジしたり、何か決断をしようとするときに、「怖い」と感じるのはふつうです。

しかし、**恐怖感に押しつぶされそうになったり、理由もなく不安に感じるの**

ならば、生命エネルギーが減っています。

人生をきちんと前に進められている人は、希望や期待にあふれていますから、たとえ恐れがあったとしても、そこに不安はありません。

人は不安感があると自分をごまかそうとします。とりあえずの快楽を求めて過食をしたり、飲酒に走ったり、怠惰に過ごしたりして、前を向くのをやめてしまうのです。すると、余計に罪悪感を抱きます。

白湯を飲んで未消化物が洗い流され、代謝がしっかりおこなわれるようになれば生命エネルギーも増えますから、訳もなく不安になることもなくなっていくはずです。

人前で無駄に緊張しないようになる

生命エネルギーが増えてきた証拠

〝いつどんなときでもリラックスしていられる〟というのは、オージャス（＝生命エネルギー）が多い人の特徴です。**白湯のおかげで代謝が最後までしっかりおこなわれるようになり、オージャスが増えていると、緊張しなくなるのです。**

生命エネルギーには、「安定」「静か」「重さ」「純粋さ」といった質があります。ですから、オージャスが増えてくると、こころが穏やかで安定し、どんな状況でも自然体でいられるようになります。

リラックスしているとき、人は直感が働きます。アイディアが湧いたり、意欲的に考えたりもできますから、自分の望みが叶いやすくなるのです。

反対に、生命エネルギーが減っていると、人は不安定になって緊張しやすくなります。

人間関係でも悩み知らずに

八四ページでもお話ししましたが、生命エネルギーの多い人は見た目にも魅力的で、輝くような雰囲気をまとっているものです。

そのため周囲からも好意を抱かれ、応援してくれる人が自然と集まります。

その結果、人間関係のトラブルもなくなり、日常のさまざまなことがスムーズに運ぶようになるのです。

どんな瞬間も楽しめる人になれる

人間的に成長できる

白湯を飲みつづけてからだが日々浄化され、オージャス（＝生命エネルギー）が増えてくると、人はいつどんな瞬間も楽しめるようになります。**これまでだったら嫌だと感じていたはずの状況でも、楽しめてしまうようになるのです。**

生命エネルギーは消耗品ですが、若ければ多いというわけではありません。**加齢とともに増やしていくことができるもの**なのです。

しっかりとした消化力（＝アグニ）を維持しながら年を重ねていくと、生命エネルギーが増え、人格的にもとても穏やかになります。

そうした人は人生に困難がなく、日々どんなときも楽しく感じられるようになります。

特定のできごとや人間関係に執着することもなくなり、すべてをありのままに受け入れられるようになります。これが、人間的な成長です。

反対に、長年のあいだに間違った食習慣などで消化力を弱らせ、生命エネルギーを増やせないままに加齢すると、困難が多くつねにイライラした大人になってしまいます。

甘いものを食べすぎずにすむ！

弱っていると過食する

甘いものが食べたくなるとき、人は消耗しています。

生命エネルギー（＝オージャス）がたっぷりあり、自分が満たされている人は、甘いものを欲しがりません。なおかつ、自己参照性（四一ページ）が働くようになりますから、自分に必要な量がわかるようになり、過食することもなくなります。**たとえ欲しいと思っても、軽く食べれば満足できるのです。**

甘いものは、からだにも脳にもよい滋養になりますから、適切に食べれば何も問題はありません。満足感やよろこびにもつながるので、疲れたときに欲しくなるのもとうぜんです。

ただ、過食してしまうのはやはり問題。

白湯を飲んで自己参照性が高まり、生命エネルギーが増えてくると、何であれ、食べすぎることはなくなります。

食事の好みが変わる!?

からだに負担にならないものを好むように

白湯飲みをつづけている人からはよく、「油っぽいものや肉類をあまり食べたくなくなった」という声を聞きます。**白湯を飲みつづけてからだのバランスが整ってくると、自分にいま必要なものを好むようになるからです。**

あまり知られていませんが、わたしたちの「好み」というのは、そのときどきのこころの状態によって変化します。

こころの三つの質（＝グナ）については四三ページでもお話ししましたが、こころで「活発性（＝ラジャス）」が優位なときは、辛いものなど刺激的なものを欲します。そして「不活発性（＝タマス）」が優位なときは、肉類やスナック菓子などの重たい質のものが欲しくなります。

そして**「純粋性（＝サットヴァ）」が優位になると、炊きたてのご飯や野菜のおみそ汁など、つくりたてでからだにやさしい食べものが欲しくなります。**

つまり、そのときのこころの優位性が、食べものの好みを決めるのです。

白湯を飲みつづけてこころに純粋性が増してくると、自然と純粋な食べものを好むようになってきます。

カップラーメンやファストフード、コンビニ弁当などとは、すっかり縁遠くなったという人も多いでしょう。こころが成長している証拠です。

部屋もキレイに片づけられるように!?

こころが弱っていると片づけられない

これも前項と同様、こころの質に関係しています。

部屋がつねにぐちゃぐちゃでモノを片づけられないのは、こころで不活発性（＝タマス）が優位になっている人の特徴です。つまり、こころがじゅうぶんに成長できておらず、弱いままでいるということ。だから、つねに恐怖感があります。**すると、モノをため込みます。モノがたくさんあると安心できるからです。**

白湯を飲んで、こころに純粋性が増えてくると、捨てるのが平気になります。**捨てる勇気が湧いて、何かを手放すことに恐怖を感じなくなる**のです。

虚しさや焦る気持ちと無縁になれる

こころの成長ははやめられる

こころで「活発性（＝ラジャス）」が乱れているとき、人は虚《むな》しさや焦りを感じます。いっしょうけんめい活動しているのに、ちっとも満足感が得られず、虚しいのです。つねに何かを追いかけているのですが、いつまでたっても安定や安心が得られません。

白湯を飲んでいると、こうした感覚が消えてなくなります。**活動にはつねに満足感や充実感がともない、活動そのものを楽しめるようになります。**

これは、こころの成長のステージが、一段上がった証拠です。

わたしたちのこころは通常、**「不活発性（＝タマス）」**→**「活発性（＝ラジャス）」**→**「純粋性（＝サットヴァ）」**という順で段階的に成長します。

何歳であれ、こころにはつねにこの三つの質があるわけですが、年齢によってどの質が優位になるかが変わります。

「不活発性」が優位な子ども時代はよく眠り、こころも弱く未熟ですが、やがて二五歳を過ぎると「活発性」が優位になり、刺激を求めてさかんに行動するようになります。そして壮年期に入り「純粋性」が優位になると、穏やかさを好むようになって人間的な成熟を迎えます。

こころの成長は段階的なものなので、ある程度は年齢に左右されますが、白湯を飲むことで、成長をはやめることができるのです。

自分への自信が湧いてくる

こころが安定してきた証拠

こころが成長し、純粋性が増えてくると、自分のなかに安らぎや安定が生まれます。**より自分らしくいられるようになりますから、余計な不安や焦りもなくなって、自信がもてるようになるのです。**

また、白湯を飲みつづけていると、自己参照性も高まりますから、自分に合わないものは「違う／必要ない」と、はっきりわかるようになってきます。

ですから、意に沿わない誘いや申し出を断ることにもためらいがなくなります。

それで壊れてしまうような人間関係なら、必要ないのかもしれないと思えるようになるのです。

どんなときもこころが自立的なので、他人の評価によって自分が揺らぐこともなくなります。

イヤなことをはっきり断れるようになる！

「断る」ことが怖くなくなる

前項と同じように、白湯飲みで自己参照性が高まって自分自身がより鮮明になってくると、自分がイヤだと思うことはじょじょにしなくなってきます。自分がクリアに見えるので、本当の欲求もわかると同時に、イヤなこともわかるようになるからです。

多くの人は案外、自分がイヤだと感じていることに気づけていません。だから「まあ、いいか」と現状に妥協してしまうのです。

白湯を飲むと自分自身がとてもはっきりします。ですから、自分にとって不

要なことはしなくなるのです。相手からどう思われるかを気にして、無理に付き合うようなこともなくなります。

余計なストレスは病気のもとです。白湯を飲んで心身のストレスから解放されると、人生のさまざまな困難を未然に防げるようになります。

第3章

これが最強の白湯飲み効果！

【特別疾患編】

症状別・白湯の飲み方＆食事のアドバイス付き

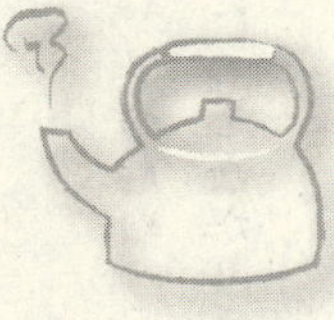

一〇年来の「花粉症」も自然に解消！

冬に食べすぎないのがポイント

あまり知られていませんが、**花粉症は体内に未消化物（＝アーマ）がたまったときに出る症状**です。

花粉に反応しているのは、じつはからだの未消化物です。そのため、白湯を飲んで体内の未消化物が浄化されていくと、花粉症の改善にもつながります。

花粉症の要因になりやすいのは、甘く重たい食品です。**なかでも小麦、砂糖、乳製品（とくにクリーム類）、チョコレートがよくありません。**とくに夕食後のデザートとして食べると、未消化物になりやすいので要注意です。

冬の時期にこれらの四食品を食べすぎて、未消化物が体内にたまった状態で春を迎えてしまうと、花粉症が発症します。意識的に控えるようにすると、春、花粉症の症状が軽減されるでしょう。

スパイスで浄化を促進

スパイスには体内にたまってしまった未消化物を、よりはやく燃やして浄化する効能があります。

花粉症に悩んでいる人には、ターメリック、コリアンダー、フェンネル、ショウガ、黒コショウの五つがとくにおすすめです。

ターメリックにはアレルギー反応を抑える効果があり、コリアンダーは未消化物の浄化をうながします。フェンネルにはアレルギー反応を中和する効果があり、ショウガ・黒コショウには未消化物を浄化して詰まりをとる効果があります。

いずれも粉末のものがよいでしょう。スープや炒めものなどの料理につかって、ふだんから積極的にとりいれてみてください。

この症状に効く白湯の飲み方

1　朝いちばんに飲む
2　三度の食事と一緒に飲む
3　食間に20～30分おきに飲む

秋に出やすい「蕁麻疹」も出なくなる

食べ合わせの問題

蕁麻疹《じんましん》というのは、重い質の食材を複数食べ合わせると出やすい症状です。からだに重い質がたまってしまったことが原因ですから、白湯を飲んで体内がある程度浄化されて軽くなると、症状がやわらぎます。

日本人の食生活は、お米を主食としていることもあり、一般的に重くなりがちです。また最近ではなじみ深くなってきた**パスタやパンなどの小麦食材は、じつはお米以上に重い質をもっています。**

蕁麻疹などのアレルギーが出やすい人は、一度の食事で、一一五ページの

「重い質をもつ食材」を複数食べ合わせないことが大切です。

軽めの食事が効果的

日常ではよくありがちな「パン＋肉＋卵」「納豆＋ご飯＋焼き魚」といったメニューは、残念ながら「重い＋重い」の組み合わせ。本来はおすすめできない食べ合わせなのです。厳密におこなうのはむずかしいですが、**できるだけ複数重ねないように工夫して食べましょう。**

また、全体の量を減らしたり、夕食は少なめにするなど、ふだんの食事を軽めにしようと意識していくだけでも、症状が軽減すると思います。

鶏肉や小魚、全粒粉、長米、ねばり気のない野菜、大豆以外の豆、日本ソバなど、軽い食材がおすすめです。

この症状に効く白湯の飲み方

1 朝いちばんに飲む
2 三度の食事と一緒に飲む
3 食間に20～30分おきに飲む

重い質の食材

次にあげる食材は、胃腸の負担となって消化しにくく、未消化物をつくる原因になります。できるだけ控え、複数食べ合わせないように気をつけましょう。

牛肉、豚肉、魚類(小魚類をのぞく)、イカ、タコ、生もの(刺し身、生野菜)、乳製品(チーズ、ヨーグルトなど)、油を多くつかった料理、揚げもの、砂糖を含む甘いもの(とくに冷たいもの)、精白小麦(パン、パスタ、ピザなど)、日本米(玄米、白米、もち米)、ねばり気のあるもの(オクラ、アボカド)、イモ類(サトイモ、長芋、とろろ芋、サツマイモ)、レンコン、ゴボウ、卵料理、大豆と大豆製品(豆腐、納豆)、重い質の果物(メロン、バナナ、モモ、杏)、冷たいものすべて。

「アレルギー性鼻炎」も治ってしまう!?

食べ合わせも見直して

白湯を飲みつづけていてアレルギー性鼻炎が軽減したという声もよく聞きます。**白湯によって体内の毒素が洗い流され、からだの「詰まり」がなくなるので、花粉症や鼻炎といった粘膜系の症状が改善されるのです。**

それでも改善しきらない人は、食べ合わせを見直してみてください。前項の蕁麻疹と同様に、アレルギーの多くは食べ合わせが原因です。

とくに、次にあげる食材の食べ合わせに気をつけてください。

・牛乳は、次の食品との食べ合わせがよくありません。

柑橘《かんきつ》系の果物、発酵食品、肉類、魚類、野菜類、ほかの乳製品、卵、アルコール類、塩を含むもの

〈牛乳の正しい飲み方〉

温めたものを空腹時に単独で飲むのが原則です。穀物をつかったドーナツやクッキーなどの甘いものでしたら、一緒に食べても問題ありません。

・ヨーグルトは、次のような食品との食べ合わせがよくありません。

牛乳、チーズ、酸味のある果物、メロン、バナナ、肉類、魚類

・卵は、次のような食品との食べ合わせがよくありません。

牛乳、ヨーグルト、メロン、バナナ、ナス、トマト、ジャガイモ

・果物は、次のような食品との食べ合わせがよくありません。

乳製品、炭水化物、肉類、魚類、揚げもの

〈果物の正しい食べ方〉

果物は、よく熟れたものを単独で空腹時に食べます。

夕方に食べるのがおすすめです。いちばんよくないのが、食後のデザートにしてしまうこと。果物はほかの食材と消化のスピードが違うので、他食品と同時に胃の中に入ると、腐敗して未消化物になってしまうからです。

ただし、火をつかって調理したコンポートやドライフルーツなどは、食事と一緒に食べても問題ありません。

この症状に効く白湯の飲み方

1　朝いちばんに飲む
2　三度の食事と一緒に飲む
3　食間に20～30分おきに飲む

数年来の「不妊症」も白湯で解決！

心身が温まると妊娠しやすい

からだの冷えが原因で不妊症になることがあります。そのため、**白湯を飲みつづけてつねにからだが温かい状態になると、妊娠しやすくなることが多々ある**のです。

また、「妊娠できない」と悩んでいると精神的にも不安定になりやすく、自分を否定しがちになるものですが、白湯を飲んで心身が温まると、ネガティブな思考が消えていきます。ありのままの自分を肯定して、未来への希望を抱けるようになるのです。

「不妊症で悩むのはもうやめよう」と心底思えた瞬間に妊娠できた、という話はよく耳にしますが、白湯は、そうした自己肯定を助長してくれる飲みものなのです。

「白湯飲み＋梅干し、みそ」が効果大

さらに、みそ、梅干しといった食材が非常に効果的です。

白湯を飲み、温かいみそ汁を飲んで、梅干しを食べる。それだけで不妊症の解消につながります。そして、前述した砂糖、小麦などの重いもの（一一五ページ）や、重いものどうしの食べ合わせをできるだけやめると、妊娠の確率が高くなります。

もちろん女性にかぎらず、男性の精力アップにも効果的です。

ただし、精子や卵子が育つためには滋養が必要ですので、ある程度の重さは大切。重い食材をまったく食べないのは逆効果ですから気をつけましょう。

大事なのは、「食べすぎない」ことと「重ねない」こと。

適度な油を含んだ食事や炊きたてのご飯などは、しっかり食べるようにしてください。

この症状に効く白湯の飲み方

1　朝いちばんに飲む
2　三度の食事と一緒に飲む

「動脈硬化」が消えてなくなる!?

じつは白湯が効きやすい症状

動脈硬化とは一般的に、「動脈が老化し、弾力性が失われて硬くなったり、動脈内にさまざまな物質が沈着して血管が狭くなって、血液の流れが滞る状態」のことをいいます。

西洋医学的には、いったんできてしまった動脈硬化は改善しないとされていますが、白湯を飲んで食生活を見直せば、治ってしまうことが少なからずあります。

動脈硬化は、いってみれば血管の詰まりです。詰まらせているのは、未消化物（＝アーマ）そのものです。そのため、白湯飲みで消化力を高め、からだがよく燃えるようになれば、未消化物も燃えて動脈硬化が改善してしまうことがあるのです。

昼食を一日のメインに

わたしたちの消化力は、一日のなかでも、昼＞夜＞朝という強弱があります。**動脈硬化の症状がある人は、消化力が確実に落ちていますから、消化力のいちばん強い時間帯での食事を一日のメインにしてください。**昼食でしっかり食べ、朝食と夕食は軽くすませます。

夕食を一日の中心にする習慣をつづけていると、からだは詰まりやすくなります。夜は思ったほど消化力が強くなく、重い食事をするとすぐに未消化物になってしまうからです。

動脈硬化の疑いがある人は、**できれば週に一日、夕食をスープだけにすると、より効果的**です。野菜や豆を柔らかく煮込んだスープがよいでしょう。

白湯飲みと食事に気をつけて、からだが本来の燃える力を取り戻せれば、動脈硬化は消えてなくなります。

この症状に効く白湯の飲み方

1　朝いちばんに飲む
2　三度の食事と一緒に飲む
3　食間に20〜30分おきに飲む
4　食後の散歩のあとに100ccほど飲む

膝や腰などの「関節痛」にも効く

ヨーグルトは関節痛をまねく!?

関節痛は、関節に未消化物（＝アーマ）がたまっていると起こる症状です。
そのため、白湯を飲んで未消化物が浄化されてしまえば、関節痛が治ることもめずらしくありません。

関節痛の要因になりやすいのが、じつはヨーグルト。体内の未消化物がどの部位にたまりやすくなるかは、何を食べるかによって変わるのですが、関節にたまりやすいのがヨーグルトの未消化物なのです。

ヨーグルトは消化によいといわれることもありますが、**じつは重く冷たく、**

非常に消化しにくい食品です。健康のためにいっしょうけんめい食べているという方もいるかもしれませんが、おすすめできません。**関節痛がある場合は、ヨーグルトを控えるだけで、痛みが軽減することもあります。**

また、関節リウマチのような痛みが出ている人や、関節リウマチの初期段階の人も、まずヨーグルトをやめてください。そして白湯飲みを積極的につづけてください。

この症状に効く白湯の飲み方

1 朝いちばんに飲む

2 三度の食事と一緒に飲む

3 食間に20～30分おきに飲む

糖尿病の「血糖値」も安定する！

代謝が停滞しているのが原因

糖尿病は、食べたものが消化されて生命エネルギー（＝オージャス）になっていくプロセスがきちんと機能していないときに生じる病気です。

厳密には、からだの組織がつくられていく七段階の最初の変換がうまくいっていません。ここで代謝の七段階を再度おさらいしておきましょう。

〈血しょう〉→〈血球〉→〈筋肉〉→〈脂肪〉→〈骨〉→〈骨髄・神経〉→〈精液・卵子〉→〈オージャス（＝生命エネルギー）〉

糖尿病の人は、消化力が弱っているために〈血しょう〉↓〈血球〉という代謝の第一段階で、すでに停滞してしまっています。そのせいで血中の糖の濃度が上がります。

ちなみに、**糖尿病の人の多くが、ED（勃起不全）になってしまうのも、この代謝の滞りが原因**です。第一段階でストップしているので、七番目の〈生殖器〉まで滋養が届かないからです。

白湯を飲みつづけていると、体内で未消化物が燃やされ、七段階の代謝がスムーズに進むようになりますから、糖尿病の初期であれば改善が期待できます。

「白湯＋ショウガ」で代謝力アップ

さらに消化力を強めるためにおすすめしたいのが、ショウガです。

ショウガは、胃腸の火（＝アグニ）だけでなく、肝臓の火も強めてくれます

ので、からだ全体の代謝が高まり、血糖の安定にもつながります。生のショウガのスライスを二～三枚、コップ一杯の白湯に加えて飲んでください。粉末ジンジャーでもかまいません。ただし、粉末ジンジャーは強力ですので、ほんのひとつまみでじゅうぶんです。

また、胃が荒れやすく、胃潰瘍《いかいよう》などの病気を過去に経験している人には刺激が強すぎる場合がありますから、あまりおすすめしていません。

この症状に効く白湯の飲み方

1　朝いちばんに飲む

2　三度の食事と一緒に飲む

「高血圧」も無理なく改善

肉魚の食べすぎに要注意

血圧には上下がありますが、上の血圧は強い緊張やストレスで上がります。からだの「火の質（＝ピッタ）」と「風の質（＝ヴァータ）」の乱れが関係しています。下の血圧は、「水の質＝（カパ）」が乱れ、からだが重く詰まっていると高くなります。

血圧が高い人はまず、肉や魚を食べすぎてはいけません。肉や魚をたくさん食べると、からだの風・火・水のすべてのバランスが乱れるからです。

とくに、肉や魚の重さの質が体内にたまると、下の血圧が上がります。すると自動的に、上の血圧も上がってしまうのです。

白湯を飲んでからだの自動調整機能（二七ページ）を高め、重い食べものを控えていけるようになると、血圧は自然と下がっていきます。**白湯飲みをつづけて、野菜中心の食事に切り替えていけば、血圧の悩みは案外すぐに解決すると思います。**

悪化すると緑内障の危険も!?

ふだんから肉や魚などの重いものを多く食べていると、緑内障をわずらう危険性もあります。じょじょに視野が狭くなっていく病気です。眼内で未消化物が詰まり、網膜が壊死してしまうためです。

肉や魚の食べすぎは、からだにとっていいことが何もありません。食べるならできるだけ昼食にし、夜はくれぐれも食べすぎないようにしてください。

この症状に効く白湯の飲み方

1 朝いちばんに飲む
2 三度の食事と一緒に飲む

「視力回復」にも効果あり！

老眼にももちろん効く

白湯を飲みつづけていると、胃腸の消化力が高まり、未消化物（＝アーマ）が燃えてからだの冷えがなくなります。胃腸の火（＝アグニ）が強くなると、やがてそれを火種として、全身に分布する一三の火すべてがよく燃えはじめます。

わたしたちの視力をつかさどる網膜は、じつはこの火の力（厳密にはバランスのとれたピッタ）によって支えられています。ですから、**からだの火の力が高まると、目のかすみや疲れも改善し、老眼の予防にもなります。**そして視力自体が回復することもあるのです。

生のハチミツが目に効く

目にかんして、もうひとつおすすめしておきたいのが、**生のハチミツ**です。生のハチミツはもともと生命エネルギーの高い食品ですが、非常によい「火の質」(＝ピッタ)をもっています。即座に血液中に吸収され、消化の必要がないので、目や脳の疲労回復にも即効性があります。

ただし、食べ方にルールがあるのでご注意を。**かならず非加熱の生ハチミツを、空腹時に食べましょう。**ハチミツは四〇度以上の熱を加えると、純粋な質が失われて毒素になってしまいます。

また、食事と食事のあいだに単独で食べるのが理想的です。穀物や甘いものと一緒に食べると、せっかくのハチミツの純粋な質が台なしになってしまいますから、気をつけてください。

この症状に効く白湯の飲み方

1　朝いちばんに飲む
2　三度の食事と一緒に飲む

「口内炎」のないキレイな口に！

口内炎の正体は!?

口内炎は、じつは未消化物（＝アーマ）そのもの。からだにたまった未消化物が、口のなかに出てきたときに起こります。口腔《こうくう》粘膜上に出た未消化物を自分で燃やそうとした結果、粘膜自体もいっしょに燃えてしまい、白くえぐれるのです。これが口内炎の正体です。

白湯を飲んで、体内の未消化物が燃えきってしまえば、口腔粘膜に未消化物が上がってくることもありません。ですから、口内炎も発症しなくなります。

たいていの場合、**食べすぎが原因**です。

未消化を起こしやすい食べ方とは

現代人がからだに未消化物を増やしてしまう大きな理由のひとつは、**空腹になっていないのに次の食事をする**、ということです。

胃のなかで、古い食べものと新しい食べものが混ざると、消化のプロセスが乱れてしまうため、未消化を起こしやすいのです。

また、宴会や接待などで、夜長い時間ずっと食べつづけているというのも、口内炎の原因になります。**一回の食事の時間は、三〇分以内を目安**にしましょう。

この症状に効く白湯の飲み方

1　朝いちばんに飲む
2　三度の食事と一緒に飲む
3　食間に20～30分おきに飲む

つらい「生理痛」も白湯で消える

過食をやめれば改善する

生理前になると、甘いものが無性に食べたくなってしまう人が多いのですが、欲求のままに食べてしまうと、生理痛は確実に悪化します。生理痛の根本原因は、やはり未消化物（＝アーマ）だからです。

白湯を飲みつづけていると、体内の未消化物は日々燃やされて、こうした過食をしなくてもいられるようになってきます。

消化力（＝アグニ）がしっかりしていて生命エネルギーでつねに満たされている人は、生理前に気持ちが落ち込んだりすることもありません。仮に過食したい気持ちになったとしても、自己参照性が高いですから、ふだんとは違う自分の欲求に「そうか、生理前だから控えよう」と気づき、自分をコントロールできるのです。

それでもやはり過食したい気持ちが抑えられない人は、散歩をしてください。また、早寝をすることも生理痛を抑える効果があります。

この症状に効く白湯の飲み方

1　朝いちばんに飲む
2　三度の食事と一緒に飲む

白湯飲みで「貧血」も解消できる!?

小松菜をプラスして

貧血にはさまざまな要因があるのですが、多くの場合は血液がきちんとつくられていないために起こります。白湯を飲んでからだの代謝力が上がり、〈血しょう〉→〈血球〉という具合に、食べたものがしっかり血液になれば、貧血は自然に治まります。

また、貧血のときはたいてい、からだの火の質（＝ピッタ）が弱っているのですが、そこで**おすすめしたいのが小松菜**です。

新鮮な小松菜を茹《ゆ》で、ミキサーにかけてペーストにします。それを毎日コップ一杯分ほど食べるのです。小松菜一束ぐらいが目安ですから、かなりの量に感じるかもしれませんが、ペーストにしてしまうと案外食べられてしまいます。もちろん塩コショウなどで味付けしてもよいですし、スープにして食べてもかまいません。

ペーストにした小松菜は胃腸への負担がまったくなく、すぐに消化されるので、すばやく血液になります。即効性がありますから、貧血がひどく、痩《や》せ型でなかなか体重が増えないというような人は、ぜひ試してみてください。

反対に、体重が気になるという人が食べると、代謝が高まってスリムになるはずです。

ちなみに、精力の衰えを感じている人は、小松菜のほかにインゲンや生のピスタチオ、ギー（一四〇ページ）を加えてペーストにすると、より効果的です。

この症状に効く白湯の飲み方

1　朝いちばんに飲む
2　三度の食事と一緒に飲む

コラム
白湯飲み
step up!

万能の油　ギーのつくり方

ギーは、アーユルヴェーダではもっとも純粋な油とされ、無塩バターからつくることができます。からだの消化力を強くする効果があると同時に、オージャス（＝生命エネルギー）も多く含んでいるので、適量を料理につかうと、健康にとてもよい食品です。ぜひ、ふだんの調理にとりいれてみてください。

〈用意するもの〉

無塩バター／スプーン／ガーゼ／ボウル／ガラス容器（保存容器）

〈つくり方〉

1　無塩バターを鍋に入れ、中火で温めます。

2 バターが溶けはじめ、黄金色の油になり、表面に白いクリーム状のものが浮いてきます。この状態になったら弱火にします。

3 表面のクリームの泡をすべて、スプーンですくいとります。このとき、鍋をかきまわさないように気をつけてください。

4 色が透明になり、鍋の底が少し焦げつきはじめたら、火を止めます。

5 ギーが冷めるのを待って、ガラス容器にうつします。このとき、ガーゼで数回こすと、より純粋なギーになります。

6 冷蔵庫で保温します。

〈つかい方〉

○ 食用オイルとして、どんな料理にもつかえます。

○ 眠れないとき、おでこに少量ぬると眠りやすくなります。

○ 疲れ目やかすみ目、ドライアイなど目の不調があるとき、まぶたに少量ぬると症状がやわらぎます。

「橋本病（慢性甲状腺炎）」の予防にもなる

からだの「冷え」と「重さ」が原因

橋本病は甲状腺の病気です。甲状腺はのど仏の下あたりにある臓器で、羽を広げた蝶《ちょう》のような形をしています。甲状腺ホルモンを分泌している臓器ですが、分泌が過剰になったり（＝機能亢進《こうしん》）、逆に低下（＝機能低下）することがあります。

甲状腺が機能亢進してしまう前者が、**バセドウ氏病**です。急に発汗して熱くなったり、心臓がドキドキしたりして、新陳代謝が活発になりすぎる病気です。

反対に、機能低下する後者が**橋本病**です。ホルモン分泌が落ち、からだが冷えて新陳代謝が停滞し、バセドウ氏病とほぼ真逆の症状が出ます。

西洋医学的には、両者とも原因はわからないとされていますが、**アーユルヴェーダの観点では、双方ともからだに重い質（＝カパ）が増えすぎているのが原因**です。

のども甲状腺も、もともと水の質（＝カパ）が優位な場所で、ホルモンの元になるものがたまりやすいという性質があります。ですから、肉や魚などの重いものや、消化に負担のかかるものを食べすぎると、未消化物も上乗せされて、腫《は》れてくることがあるのです。

それが冷えて機能低下するか、燃えすぎて過剰になるかで橋本病とバセドウ氏病という違いが出ます。いずれにせよ、からだが重くなっているということですから、白湯飲みがとても効果的なのです。

ねばねば食品を控えよう

のど周辺の詰まりを防ぐためには、ネバネバ食品を控えることも大事です。**とろろ、オクラ、もち、バナナ、チーズ、アボカド、クリーム、納豆、めかぶなど、ドロッとした重みのある食品は、のどの負担になります。**

疑い程度の症状であれば、白湯を飲んでネバネバ食品を控えるだけでも、悪化を防ぐことができるでしょう。

ただし、いったん症状が出てしまうと、残念ながら治りにくいのがこの病気。もともとカパは一度たまってしまうと、動かない性質ゆえにとれにくいのです。**症状が悪化する前に、白湯を飲んで浄化し、予防することがとても大切です。**

また、カパの乱れには遺伝性がありますから、両親や親戚（多くは女性）に甲状腺の病気がある場合は、気をつけたほうがよいでしょう。

食材としては、鶏肉や野菜、日本ソバ、インディカ米、大豆以外の豆がおすすめです。

この症状に効く白湯の飲み方

1　朝いちばんに飲む

2　三度の食事と一緒に飲む

3　食間に20～30分おきに飲む

4　食後の散歩のあとに100ccほど飲む

「更年期障害」とも無縁に！

からだの「風」が乱れている

女性の場合、四五歳〜五五歳を更年期と呼びますが、この時期にからだのエネルギーバランスが変わります。

火の質（＝ピッタ）が優位だった状態から、風の質（＝ヴァータ）が優位な状態に移行するのです。この移行がスムーズにいかないとき、更年期障害の症状が出やすくなります。

移行がうまくいかないのは、**三〇代〜四〇代の時期に寝不足や不規則な生活をくりかえし、風の質を乱してきたことが原因です。**

乱れた状態のまま更年期を迎えると、風の質がいっそう乱れ、その結果「冷え・のぼせ」というような更年期障害に特有の症状が出ます。からだのなかの上向きの風の力が強くなりすぎるために、上半身ばかりがかあっと火照《ほて》り、下半身は冷えきってしまうのです。

ただ、最近は三〇代でも更年期障害と診断される人が増えています。緊張やストレスにさらされて日常的に風の質が乱れているために、更年期を待たずして症状が出てしまっているのです。

白湯はぬるめがポイント

白湯は、からだの「風」「火」「水」という三つの質のエネルギーバランスを整える効能がありますから（くわしくは二八ページを参照してください）、飲みつづけていると全身が調和され、更年期障害も出にくくなります。

症状に悩んでいる人は、少しぬるめの白湯がよいでしょう。

また、無塩バターからつくられるギーを料理につかうのも効果的です（つくり方は一四〇ページ）。からだの「風」と「火」のエネルギーを鎮静化する効果があるので、症状が軽減します。

この症状に効く白湯の飲み方

1　朝いちばんに飲む
2　三度の食事と一緒に飲む

「膀胱炎」も完治する!?

免疫力が落ちるとなりやすい

膀胱炎《ぼうこうえん》は、前項と同様に、からだの風の力が乱れているときにも起こりますが、消化力（＝アグニ）が落ちていたり、生命エネルギー（＝オージャス）が減っていたり、またそうした条件が重なったときによく起こります。

ようするに、**免疫力が低下し、からだが弱っているときに出る症状**です。膀胱炎になる人は、たいがい、全身が冷えていて、精神的にも不安定になっていることが多いでしょう。

直接原因は、からだのなかにある下方向の風（＝ヴァータ）が弱り、尿道から雑菌が逆流するため。膀胱炎になりやすいのは圧倒的に女性ですが、からだの構造的に尿道が二センチと短いため、雑菌が逆流しやすいのも理由です。

白湯を飲んでいると、食べたものがスムーズに代謝され、生命エネルギーがしっかりつくられるようになります。生命エネルギーは免疫力そのものですから、たとえ雑菌が逆流しても膀胱炎にならずにすむのです。

薬で菌を殺しても、生命エネルギーが減ってからだが弱ってしまえば、またすぐに再発します。

悪化すると菌が尿管から腎臓に上がり、腎盂炎《じんうえん》・腎炎になることもありますから、日々、生命エネルギーを増やす食事をこころがけてください（一五三ページのコラムを参照してください）。

この症状に効く白湯の飲み方

1　朝いちばんに飲む
2　三度の食事と一緒に飲む

めったに「風邪」をひかなくなる

免疫力の低下が原因

風邪もやはり、生命エネルギー（＝オージャス）が減っているときにかかります。生命エネルギーの多い人は、周囲が風邪をひいてもめったにうつりません。**白湯を飲んで消化力が上がり、食べたものがしっかりオージャスになっていけば、風邪をひくこともなくなります。**

反対に、すぐに風邪を引きやすい人は、生命エネルギーが減っている証拠ですから、しっかり白湯飲みをつづけて、よく睡眠をとり、ふだんから生命エネルギーになりやすい食事をするようにこころがけましょう。お総菜や加工食品はできるだけ控え、新鮮な野菜をつかったできたての食事をしてください（くわしくは次ページのコラムを参照してください）。

この症状に効く白湯の飲み方

1　朝いちばんに飲む
2　三度の食事と一緒に飲む

コラム 白湯飲み step up!

生命エネルギーを増やす食事&食べ方のコツ

白湯は、からだ全体のエネルギーバランスを整え、消化力を高めてくれる最強の飲みものですが、より健康で幸せな人生を叶えるために増やしておきたいのが生命エネルギー（＝オージャス）です。生命エネルギーを増やすには、「どんなものをどんなふうに食べるか」が決め手。毎日の食事の参考にして、できることからとりいれてみてください。

○ 温かく、できたてで、適度な油を含んだ消化のよい食事
○ その季節に、その地方でとれた新鮮な食材をつかった食事
○ 「甘味」「塩味」「酸味」「辛味」「苦味」「渋味」の六つの味を含んだ食事
○ 牛乳、ギー、米、アーモンド、新鮮な果物、小麦、ココナッツ、デーツ、生のハチミツなど、純粋な質の食品を多く食べる

○ 時と場所をわきまえた規則的な食事

○ よろこびと感謝の気持ちをもって食事をする

○ よく噛《か》んで食べる

○ 「〜ながら」の食事ではなく、食事自体に意識を向ける

○ 座って食べる

○ 食後に数分間の休憩をとる

○ 食休みのあと、軽く散歩する

生命エネルギーにならない食事

反対に、食べても生命エネルギーにならない食事は次のようなものです。

・肉や魚の食事
・過度に油をつかった食事
・パスタや根菜類などをつかった、冷たい食事
・つくり置きした油の入った料理（残りものも含む）
・卵やチーズをたくさんつかった料理
・添加物、加工食品、冷凍食品
・人工添加物がたくさん入った食事
・とても辛い、酸っぱい、塩っぽい食事
・何であれ過食すること
・遺伝子操作された食材をつかった料理
・コンビニ弁当、ファストフード

「低血圧」も解消！　朝スッキリ起きられる

朝いちばんの白湯が効く

低血圧は、からだの冷えや、生命エネルギー（＝オージャス）の低下が原因です。とくに女性は体質的にも冷えやすいので、低血圧に悩む方も多いと思います。

血圧にかんしては一三〇ページでもお話ししましたが、上の血圧はからだの「火の質（＝ピッタ）」と「風の質（＝ヴァータ）」に関係し、下の血圧は「水の質（＝カパ）」に関係しています。

低血圧は、「火」と「風」の力が弱り、からだが冷えて消耗してしまうと起

こります。ですから白湯を飲んで全身が温まり、からだのエネルギーバランスが整ってくれば、血圧も正常値に戻ります。

とくに大切なのが、朝いちばんに飲む白湯です。毎朝、よく沸かした白湯をゆっくり飲むのを習慣にしましょう。

夜、お風呂から出たあとにも冷たいものは飲まず、白湯を一杯飲んで寝るようにすると、改善がよりはやまります。

パン食を控えると効果的

低血圧の人は、とにかくからだを冷やしてはいけません。ですから、からだを冷やす食品はできるだけ控えたいのですが、**まず避けたいのがパン**です。パンには、イーストや砂糖など、風の質を乱してからだを冷やす原因になるものがたくさん含まれています。

とくに夕食にパンを食べ、さらに冷たいものを飲んでしまうと、翌朝はかならずといっていいほど低血圧になります。

どうしても食べたいなら、全粒粉の天然酵母パンにしましょう。

この症状に効く白湯の飲み方

1　朝いちばんに飲む
2　三度の食事と一緒に飲む

「加齢臭」も消えてなくなる！

全身が未消化物でいっぱい!?

加齢臭というのは、じつは**未消化物（＝アーマ）のにおい**です。全身にたまった未消化物が、からだの外ににおい立っているということ。そのため、**白湯を飲んで体内の未消化物が洗い流されていけば、とうぜん加齢臭もなくなっていきます。**

また、加齢臭のそもそもの原因は未消化物ですが、からだの火の力（＝ピッタ）とも関連しています。からだの火が過剰になりすぎると、鼻につんと匂《にお》う体臭につながります。体臭が男性に多いのは、男性のほうが体質的にピッタを乱しやすいからです。

体臭のある人は、食事をすると発汗したりしてからだの火が乱れやすくなりますから、食事中の白湯をかかさないようにすると効果が現れやすいでしょう。**少しぬるめにするのがポイントです。**

果物を上手に食べよう

新鮮な果物を夕方の空腹時に食べるのもおすすめです。火の力を整える効果があり、体臭予防になります。

反対に、やってはいけないのが食後の果物。食後に食べると、すぐに未消化物になって加齢臭や体臭の原因になります。

とくにメロン、バナナ、モモなどのトロッとした果物はデザートにしないよう気をつけてください。

この症状に効く白湯の飲み方

1 朝いちばんに飲む
2 三度の食事と一緒に飲む
3 食間に20～30分おきに飲む

「喘息」の発作も白湯で治る⁉

のどをとにかく冷やさない

喘息《ぜんそく》の発作の原因は、**のどにたまった未消化物**です。とくに、冷たいものや重いものを食べてのどが冷えると、悪化します。

白湯を飲みつづけていると、のどが温まって浄化されますから、発作が軽減するのも自然なことです。

喘息の人には、朝いちばんの白湯がもっとも効果的ですが、食事中、食間にも飲むようにするとより効果があるでしょう。

ただし、どんなに白湯をいっしょうけんめい飲んでも、アイスクリームや冷えたビールなど、冷たいものを飲食すると発作が出やすくなりますから、注意してください。

この症状に効く白湯の飲み方

1　朝いちばんに飲む
2　三度の食事と一緒に飲む
3　食間に20～30分おきに飲む

くりかえしできる「吹き出物」もまっさらに

皮膚に出てきた未消化物

吹き出物もやはり、未消化物（＝アーマ）が原因。**体内にたまった未消化物が、皮膚上に浮上してきたのが吹き出物です。**

白湯を飲んで未消化物が体外に排出されてしまえば、吹き出物もなくなります。**朝いちばんの一杯と、食事中の白湯がとても大切です。**

それでも吹き出物が出つづけるようなら、食後に一〇～一五分ほど散歩をしてください。そして帰ってきた時点で、もう一杯白湯を飲むのです。消化がさらにうながされますから、症状も軽減していくはずです。

肉や魚の食べすぎはアゴに出る!?

多くの方が悩んでいるのが、大人ニキビといわれるアゴのラインに出る吹き出物。くりかえし同じ場所にできたり、なかなか治りにくいのが特徴です。これは肉や魚、また油の多い揚げものなどを食べたときに出ます。

人によっては、何年もしてから出るような場合もありますが、**根本原因はすべて未消化物の蓄積によるもの**です。

体内の未消化物が浄化されていけば、かならずなくなりますから、白湯飲みをぜひ毎日の習慣にしてください。

この症状に効く白湯の飲み方

1　朝いちばんに飲む
2　三度の食事と一緒に飲む
3　食後の散歩のあとに100㏄ほど飲む

「頭痛」も白湯で軽減する

刺激物はNG

頭痛にはさまざまなタイプがありますが、大きくは二つに分類できます。ズキズキするような緊張性の頭痛と、周期的に激しい痛みに襲われる、いわゆる片頭痛です。

多くの場合は、パソコンなどの見過ぎによる緊張性の頭痛で、肩や首のこりとも関係していますが、いずれにしても白湯を飲んでからだのエネルギーバランスの整ってくると、緩和します。

ただ、**頭痛がある場合に避けなくてはならないのが刺激物**です。激しい頭痛がある人は、とくに**飲酒と辛いものがよくありません。**トウガラシ、ショウガ、黒コショウなどの刺激の強いスパイスや、醤油やみそなどの塩辛いものもできるだけ控えたほうがよいでしょう。

熱すぎる飲食も刺激になりますから、**白湯もぬるめ**にしてください。

この症状に効く白湯の飲み方

1　朝いちばんに飲む

2　三度の食事と一緒に飲む

「骨粗しょう症」の改善にもつながる!?

白湯の飲みすぎに注意して

骨粗しょう症は、からだの風の質（＝ヴァータ）の乱れによる病気です。白湯には体内のエネルギーバランスを整える効果がありますから、過剰になった風の力も治まって症状の改善につながります。

また、**消化力も落ちている場合がほとんどですから、まず朝いちばんにしっかり飲み、食事中にも飲みましょう。**

ただ、**骨粗しょう症の場合、白湯の飲みすぎはよくありません。**朝と食事中だけでじゅうぶんです。

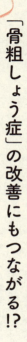

ある程度の重さが大切

骨密度が低いというのは、食べたものがきちんと組織（つまり骨）になっていないということでもあります。白湯は代謝をスムーズにする手助けをしてくれますが、骨粗しょう症の場合は、組織をつくる栄養になる滋養が大切です。風の質が過剰になってからだ全体がふわふわと軽くなっているわけですから、ある程度の「重さ」が必要なのです。

そこでおすすめしたいのが**カッテージチーズ**。できたてのカッテージチーズは、新鮮でとても純粋な滋養になります。骨の形成を助けるカルシウムの補充にもなりますのでおすすめです（つくり方は次ページを参考にしてください）。

この症状に効く白湯の飲み方

1　朝いちばんに飲む
2　三度の食事と一緒に飲む

コラム
白湯飲み
step up!

カッテージチーズのつくり方

つくりたての新鮮なカッテージチーズは、消化にもよく、からだの風の質（＝ヴァータ）のバランスを整えてくれる食材です。非常に純粋な滋養にもなりますから、スープやカレーなどいろいろなメニューに合わせて食べてください。

〈用意するもの〉〈つくりやすい分量〉
牛乳1リットル／レモン汁1／2個分（大さじ4ほど）／鍋／きれいなガーゼ／ボウル／トレイ（皿）

〈つくり方〉
1 鍋に牛乳を入れて火にかけ、沸騰する直前に止めます。

2 レモン汁を加えてもう一度火にかけ、静かにかきまぜます。

3 分離しはじめたら火を止め、しっかり分離するまでしばらく置きます。

4 完全に分離したら、ざるにガーゼを広げて3をこし、ガーゼで包みます。

5 ガーゼごとトレイ（皿）に入れ、水を入れたボウルをのせて30分ほど置いたらできあがりです。

「通風」にも白湯が効く！

温かい麦茶が効果大

通風はカパ（＝水の質）の悪化による症状です。関節に尿酸がたまる病気ですが、**尿酸というのもけっきょくは未消化物（＝アーマ）ですから、消化力が高まってからだがよく燃えるようになれば、痛みも出なくなります。**

重い質の食べものを控えるのも効果的です（重い質の食材は一一五ページを参照してください）。

また、**通風の人におすすめしたいのが麦茶。**食間（食事と食事の間）に温かい麦茶を飲んでください。麦茶は、体内に蓄積してしまったカパの重い質を浄化してくれます。

より浄化を促進するために、沸かす際にショウガを入れるのもよいでしょう。

麦茶の量は、一日八〇〇㏄ほどが目安です。ただし飲むのは日中だけにし、夜六時以降は控えます。利尿作用があるので、夜飲むとトイレが近くなるからです。

また、食事中は麦茶ではなく、白湯を飲みましょう。

この症状に効く白湯の飲み方

1 朝いちばんに飲む

2 三度の食事と一緒に飲む

「睡眠時無呼吸症候群」にも効果あり

朝と食事中の白湯をかかさずに

睡眠中に呼吸が止まってしまう無呼吸症候群。その原因はさまざまですが、西洋医学ではおもに二つあるとされています。

ひとつは脳などに問題がある中枢性の場合で、もうひとつは太っているためにのどが詰まったり、舌が大きいために舌根部がふさがってしまう閉塞性の場合です。

アーユルヴェーダ的には、中枢神経系に問題がある前者の無呼吸症候群は、プラーナ（＝呼吸のヴァータ）が弱って呼吸そのものの力が落ちているために

生じます。このタイプの人は日中、自分の呼吸が浅いという感覚があるでしょう。呼吸のエネルギーが弱いので、つねになんとなく息苦しさがあります。

そして、**カパ（＝水の質）が過剰にたまっていると、後者の閉塞性の無呼吸症候群になります。**こちらのタイプは、やはり体型的に太っていることが多く、仰向けになっただけで苦しい人もいるでしょう。ただ、多くの場合は双方に原因がある混合型です。

白湯を飲むと、体内のエネルギーバランスが整います。呼吸器をつかさどるヴァータが安定し、余分なカパは排泄されるようになりますから、症状も改善するでしょう。脳にしっかり酸素が届くようになりますから、日中の眠気も解消されるはずです。

「白湯＋新鮮な野菜」が効果的

無呼吸症候群を含め、呼吸や中枢神経系の悩みをかかえている人は、新鮮な野菜を多く食べるようこころがけてください。新鮮な野菜に含まれるプラーナが、そのまま神経系統の滋養になります。また、カパの原因になりやすい重い食材（一一五ページ）は減らすのが賢明です。

白湯は、朝いちばんと食事中が基本ですが、閉塞性の無呼吸症候群の人は、消化力を高めるために食間にも飲むとよいでしょう。

この症状に効く白湯の飲み方

1 朝いちばんに飲む
2 三度の食事と一緒に飲む
3 食間に20～30分おきに飲む

深刻な「円形脱毛症」も白湯で完治！

ぬるめの白湯で刺激を少なく

円形脱毛症は、やはりからだのエネルギーバランスの乱れによって起こります。

とくに、風の質（＝ヴァータ）と火の質（＝ピッタ）が過剰になっているのが原因ですから、白湯を飲んでからだのエネルギーバランスが整ってくれば、改善にもつながります。

そして、**食べてはいけないのが、辛いものなどの刺激物**です。辛味のあるスパイス、カフェイン、お酒などもすべてやめると治りがはやまります。

また、**白湯も熱くしすぎずに、五〇度ほどのぬるめのものを、朝と食事中に飲むようにしましょう。**刺激物をやめて白湯飲みをつづけていけば、たいていの脱毛は治ってしまいます。

この症状に効く白湯の飲み方

1 朝いちばんに飲む
2 三度の食事と一緒に飲む

「月経困難症（月経前症候群PMS）」も解消できる

心身が温まれば改善する

月経困難症にはさまざまな症状があります。生理前になると情緒不安定になってイライラと怒りっぽくなったり、過食したい衝動にかられたり、胸が張ったり、吹き出物が出やすくなったりなど、女性なら思い当たるものがあるでしょう。また最近は、生理痛がひどく、周期が不規則だという人も少なくありません。

こうした症状の根底にあるのは、からだの風の質（＝ヴァータ）の乱れです。

白湯を飲んで心身が温まり、エネルギーバランスが整ってくると、前述した症

状はいずれも緩和します。

また、自己参照性も高まりますから、ふだんと違う心身の状態を感じたときに「生理前だからだ」と気づけるようになります。すると、むやみに過食することもなくなり、生理前も生理中も、穏やかに過ごせるようになるのです。

反対に、生理前に欲求を抑えられず過食してしまうと、生理痛は悪化します。痛みの原因は、からだにたまった未消化物（＝アーマ）だからです。

生理痛がひどい人には、食後の散歩をおすすめします。帰ってきたあとに白湯を一杯飲むと、さらに効果が期待できます。

この症状に効く白湯の飲み方

1 朝いちばんに飲む
2 三度の食事と一緒に飲む
3 食後の散歩のあとに100ccほど飲む

「腰痛」も白湯で治る!?

とにかくからだを温めよう

腰痛の原因は、**からだの冷え**にあります。白湯を飲みつづけていると、全身がつねに温かく保たれるようになりますから、腰痛が改善していくのも自然なことです。

食事も、やはり温かいものに切り替えていくと治りがはやまります。逆に冷たい飲食は腰痛を悪化させますから、できるだけとらないようにしてください。

また、夜遅い時間の食事や、長い時間かけて食事をするのもよくありません。夕食は遅くとも夜八時までにすませ、一回の食事は三〇分以内に食べ終わるようにこころがけましょう。

宴会や接待などで、冷たいビールを飲みながら長々食べるというような行為がまさに、腰痛を引き起こすのです。

また、こうした食習慣は便秘をまねきます。便秘になってしまうと、腰痛はさらに悪化します。便秘がちで、おなかも腰も張って痛いという人は、パンや豆類を控えるとより効果的です。

この症状に効く白湯の飲み方

1 朝いちばんに飲む
2 三度の食事と一緒に飲む
3 食間に20〜30分おきに飲む

「認知症」の症状が改善する！

「白湯飲み＋スパイス」が効果的

認知症には、脳血管型、レビー小体型、アルツハイマー型などさまざまなタイプがありますが、いずれも体内に未消化物（＝アーマ）がたまり、脳血管が詰まったり、神経細胞が死滅することで症状が進行します。

ですから白湯飲みで全身を日々浄化していくことがとても有効なのですが、**さらに症状の改善をうながす効果につながるのが、スパイスです。**

まずおすすめしたいのは**黒コショウ**。脳血管の詰まりを直接解消してくれるので、もの忘れの症状も出にくくなります。あらびきではなく、粒子の細かい粉末のものをつかってください。

また、**ターメリック**も非常に効果的です。ターメリックに含まれるクルクミンという成分が、脳の神経細胞を活性化します。

そのほか、消化力を高める**ショウガ**、浄化をうながす**クミン**や**コリアンダー**も、認知症の改善を手助けしてくれるはずです。

白湯飲みとともに、ぜひふだんの料理につかってください。

この症状に効く白湯の飲み方

1　朝いちばんに飲む
2　三度の食事と一緒に飲む
3　食間に20～30分おきに飲む

夜ぐっすり眠れるようになる

睡眠障害は現代病

睡眠障害は、一般的に三つに分類できます。「寝つきのわるさ」「中途覚醒」「寝起きのわるさ」の三つです。

原因はそれぞれ、からだの風の質（＝ヴァータ）、火の質（＝ピッタ）、水の質（＝カパ）の乱れに起因しています。

白湯には、体内のエネルギーバランスを整える効果がありますから、飲みつづけていくと、いずれの症状も改善するでしょう。

近年とくに、寝つきのわるい人が増えています。現代人の生活スタイルが原因です。不規則な生活や、パソコンやスマートフォンの画面を長時間見るなどして神経が緊張やストレスを受けると、ヴァータが乱れてしまいます。すると夜、余計な雑念が頭をめぐってざわざわし、寝つけなくなるのです。

規則正しい食事がカギ

寝つきがわるい人は、基本的にからだが消耗していますから、消化力を高める必要があります。**白湯飲みはもちろん大切ですが、食事を規則正しくとることが改善の決め手です。**

反対に、不規則な食事をつづけていると睡眠障害は悪化します。とくに食事を抜いてしまい、空腹が長時間つづくとよくありません。

そして、**一日の食事のメインは昼食にしましょう。**昼にじゅうぶんな満足感を得ていると、夜こころがざわつきません。夕食は、油を少し効かせたスープを飲むと、よい眠りにつながると思います。たとえ眠れなくても、はやく床に入るのを習慣にしていきましょう。

夜の食べすぎは禁物

夜中に**何度も目がさめてしまう中途覚醒は、穀物の食べすぎが原因です。**とくに夜遅い時間帯に穀物を食べると悪化します。食べたものを懸命に燃やそうとして、夜中にからだの火が強くなってしまうからです。だから目がさめてしまうのです。

また、**寝起きがわるいという症状は、油ものや肉魚などの重いもの（一一五ページ）の食べすぎが原因。**やはり昼中心の食事に切り替え、昼食である程度ボリュームのあるものを食べたら、夜は食べすぎず軽めにしましょう。

この症状に効く白湯の飲み方

1　朝いちばんに飲む

2　三度の食事と一緒に飲む

「心筋梗塞」の恐怖からも解放される

「夜遅くにがっつり」をつづけていると危険

心筋梗塞は、動脈硬化などが原因で、冠動脈が詰まることで生じます。動脈硬化の項目でもお話ししましたが（一二二ページ）、根本原因はやはり体内に蓄積された未消化物（＝アーマ）です。**血管に未消化物が詰まっているわけですから、白湯飲みがとても効果的です。**血液中の未消化物が浄化されていけば、結果的に動脈硬化も改善され、心筋梗塞の危険性も回避されます。

心筋梗塞は、いわゆる**「がっつり系」の食事の積み重ねが原因**です。夜遅くにラーメンや揚げものなどの油っぽいものをたくさん食べたり、まだ空腹になっていないのに次の食事をしたり、甘いものを過食したりという食べ方を長年つづけていると、中年期以降に心臓の冠動脈が詰まり、心筋梗塞の危険性が高まります。とくに、夜遅くに重いものを食べる習慣のある人は危険です。

心筋梗塞の疑いがある人は、白湯飲みを毎日かかさずおこなってください。朝いちばんと食事中、食間、そして食後の散歩後の一杯を、すべて飲むようにしましょう。

また、食事中に飲む白湯には、消化力を高めるためにショウガを入れるのがおすすめです。ただし、一日一リットル以内に抑えてください。

この症状に効く白湯の飲み方

1　朝いちばんに飲む
2　三度の食事と一緒に飲む
3　食間に20～30分おきに飲む
4　食後の散歩のあとに100ccほど飲む

「ＥＤ（勃起不全）」も改善！

まずは体内の浄化が先決

いま若い人にも増えているＥＤ。この病気は、からだが冷えて消化力（＝アグニ）が落ちているときに起こります。

からだの組織は七段階の代謝を経てつくられるわけですが（三九ページ）、生殖器がつくられるのは最終段階です。そのため、そこまでの代謝がきちんとおこなわれていないと、生殖器に栄養が届くことはありません。ですから、**食べても食べても、精力につながらない**のです。

白湯を飲んでからだが温まり、消化力が上がって代謝がスムーズに機能するようになれば、生殖器にも栄養が行きわたり、症状も改善します。

特製強精ドリンクで精力アップ

ここで、生殖器そのものの滋養になる**「特製強精ドリンク」**のつくり方をご紹介しておきましょう。

精力はもちろんですが、からだ全体の活力を高める効果がありますから、体力の衰えを感じているときにもおすすめです。

まず、コップ一杯の牛乳を鍋で温め、砂糖（粗製砂糖＝キビ砂糖）、ギー（一四〇ページ）、タマネギのしぼり汁を、すべてティースプーン一杯ずつ入れて溶かします。そして牛乳が冷めたら、非加熱のハチミツを同じく一杯溶かして完成です。オニオンスープのようで、案外おいしくいただけます。精力が非常に活性化されますから、ＥＤの改善にもとても効果的です。

ただし、**からだに未消化物がたまっている状態で飲んでも効能は期待できません。**からだが冷えていれば、食べたものはほとんど未消化物（＝アーマ）になってしまいますから、**まずは白湯で体内を浄化してから**飲むようにしましょう。

また、ピスタチオやアーモンドも生殖器の滋養になります。ローストしたものには効果がありませんので、生のものを食べてください。

この症状に効く白湯の飲み方

1 朝いちばんに飲む
2 三度の食事と一緒に飲む
3 食間に20～30分おきに飲む

第4章

効果UP間違いなし！
「白湯の飲み方」アレンジ編

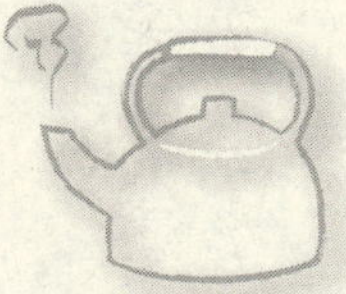

体調別、白湯のかんたん基本アレンジ

朝いちばんの白湯は万人共通

朝いちばんの白湯は、どんな人にも飲んでいただきたい一杯です。というのも、**朝は毒がもっとも体外に出やすい時間帯だから**です。

この時間帯に飲むと、白湯のもつ浄化力がよりいっそう発揮されます。文字どおり、白湯が体内に詰まった未消化物（＝アーマ）が溶かし、からだの外に排出してくれるのです。

また、**目覚めたばかりのとき、からだはとても冷えています。そこで温かい白湯を飲むと、全身が温まって代謝が上がり、からだの機能がスムーズに動きは**

じめます。胃腸の消化力も自然と高まって、その日一日、体調がよく感じられるでしょう。

冷え性の人はとくに朝が大切

からだが冷えやすい人は、寒さを感じていないときでも意識的に温かくすることが大切です。冷えてしまうと、とたんに体調がわるくなりますし、こころも不安定になって落ちつかなくなったり、いらぬ心配ごとで頭がいっぱいになったりと、精神面も乱れます。

からだを芯から温めるもっとも効果的な方法が、朝いちばんの白湯です。白湯の温度は、**少し熱めの七〇～八〇度がよい**でしょう。朝以外にも、こまめに白湯を飲むと、からだが冷えにくくなります。

イライラしがちな人はぬるめで

ふだんから怒りっぽかったりイライラしがちだという人は、白湯はぬるめにして飲みましょう。**四〇～五〇度が最適**です。

こうした人はたいてい暑がりで、体内の火の力がもともと強いために、からだを熱くしすぎるとイライラが悪化します。

火の力が強くなりすぎると、満たされない思いや焦りが湧いてきて、過度にがんばってしまうこともありますから、からだを温めすぎないよう気をつけてください。

また、皮膚に炎症があるとき、高熱が出ているときや下痢がつづいているときも、白湯はぬるめにして飲みましょう。

病気もちの人は食事中が必須

何かしら病気の症状が出ている人は、からだの消化力が弱り、未消化物（＝アーマ）が詰まりやすくなっています。ですから、朝いちばんの一杯のほかに食事中にも白湯を飲んで、消化力を高めることが大切です。

また、**もともと太りやすく、あまり食欲がないのに体重が落ちないという人**

も、食事中に白湯を飲みしょう。体内に未消化物をため込むと、からだが重くだるくなり、こころまでふさぎがちになります。

七〇〜八〇度の熱めの白湯を、三度の食事中に飲んで、心身ともにしっかり温めてください。

日中眠気が強い人は食間に

日中からだがだるかったり、覇気がなく眠いという人は、体内に未消化物がたくさんたまっていますから、いちはやく溶かし出す必要があります。食間にも白湯を飲んで浄化をうながしましょう。

また、体重の増加に悩んでいるという人も、同様に食間の白湯が効果的です。

「白湯＋ショウガ」で効果絶大！

食事中の白湯にショウガをプラス

消化力が弱っている人、からだが重くだるいと感じる人、あまり食べていないのに体重が減らない人におすすめなのが、**「白湯＋ショウガ」**の組み合わせです。

通常どおりつくった白湯のなかにショウガの粉末を溶かして飲みます。分量は、白湯二〇〇ccに対して、粉末ショウガをティースプーン三分の一程度（ほんのひとつまみ）です。

あるいは、白湯を沸かす際に、スライスしたショウガ加えてもよいでしょう。水一リットルにショウガ二〜三枚を投入し、火にかけて通常の工程でつくります。

ショウガ入りの白湯は、ショウガのもつ火の質が加わっているので、通常の白湯以上に、からだを温める効果や浄化する力が高まります。

ただし、ショウガ入りの白湯は、食事中でのみ飲んでください。朝、食間には適しません。

効力が強い分、飲みすぎると胃が痛くなることがあります。胃に痛みがあるときや、胃潰瘍や胃炎などを過去に経験している人は、飲まないほうがよいでしょう。

「半身浴＆白湯」の上手なコラボ

入浴のあとに飲むだけ

半身浴との組み合わせは、からだが冷えている人にとくにおすすめします。

といっても、やることはひとつ。**お風呂のあと、温かい白湯を一杯飲むだけ**です。

入浴後は、つい冷たいものをごくごくと飲みたくなりますが、そこで温かい白湯を飲みます。**この一杯が、からだの消化力、浄化力、代謝力ともにぐんと高めてくれるのです。**また、冷たいものを飲むよりも、からだにすっと染みわたり、内側からの潤いを感じられると思います。

どんな人にもおすすめできますが、**とくに胃腸が弱くて前項のショウガ白湯を飲めない人、もともと虚弱体質の人、手足が冷たい人、情緒不安定で気分が落ち込みやすい人に最適**です。

あなたの半身浴法は大丈夫？

一日の終わりに一～二時間ゆっくりとお風呂に入って半身浴するという方が、わりと多くいらっしゃるようです。でも残念ながら、その半身浴法はあまりおすすめできません。

半身浴の仕方には原則があります。**「はやく」「ぬるく」「浅く」「短く」**の四原則です。

まず、「はやく」というのはお風呂に入る時間帯のこと。半身浴をするなら、夜ではなく、朝から夕方までのはやい時間帯におこないます。お湯の温度は四〇度未満にし、湯船の高さはおへそまで。その状態で二〇分未満つかるのが理想です。

夜寝る前に湯船につかると、からだの火の力が乱れ、寝つきがわるくなったり、夜中に目が覚めやすくなるばかりか、痒《かゆ》みが出ることもあります。

また、**四〇度以上のお湯は、からだにストレスがかかります。**自律神経（＝ヴァータ）が乱れますし、心臓の負担にもなります。そして二〇分以上入ると、からだは確実に消耗し、生命エネルギー（＝オージャス）が減ります。

温泉で熱いお湯に長く入ると、なんとなく疲れたような気がするものですが、じつは本当にからだが消耗しているのです。四〇度以上のお湯に入ると、脳は危険を察知してエンドルフィンという脳内麻薬を出します。その脳内麻薬のせいで、わたしたちは「気持ちいい〜」と快感を覚えるわけですが、本当は危険を感じているのです。

お風呂で温まってはいけない!?

肩までしっかりつかって、発汗するまで温まりたいと思う方もいるでしょう。しかしお風呂は本来、温まるためではなく、リラックスするためのものです。

それでも、どうしてもお風呂でゆっくりからだを温めたいという人は、日中夕方までに、肩までのお湯につかってください。

夜の入浴は、じつはシャワーだけでじゅうぶん。むしろ、まったくからだの負担にならないのでおすすめです。

もちろん、ほっとひと息つくために、さっと湯船につかるくらいは問題ありません。夜の入浴は、〝カラスの行水〟が理想的なのです。

「冷たいもの」を手放せば、からだは確実に強くなる

すべて「温かいもの」に切り替えて

せっかく白湯を飲みはじめても、それ以外の飲食が冷たいものばかりでは、あまり意味がありません。

冷蔵庫から出したばかりのものや、氷の入った飲みものなどはもちろんよくないのですが、徹底するなら室温（常温）のものもNGです。

常温で食べてもよいのは、生のハチミツと果物のみ。それ以外はすべて、温かいものにするのが理想です。

食事のときにお新香を少し食べるくらいは問題ありませんが、冷めてしまっ

た料理や生野菜、お刺し身、またコンビニのおにぎりやサンドイッチ、ヨーグルトなども「冷たいもの」に入ります。

いきなりすべてを切り替えるのはむずかしいかもしれませんが、意識的に「温かいもの」に切り替えていきましょう。からだは確実に強くなります。

理想の体型が叶う！　白湯飲みの必殺技

〝散歩のあとの一杯〟が決め手

体重を落としたい人にぜひおすすめしたいのが、食後の散歩のあとの一杯。**「朝の一杯＋三度の食事中の一杯ずつ」**という白湯飲みの基本をつづけていけば、たいていの人は二〜三キロ痩せますが、この食後の一杯で、さらなる減量が叶います。

食事をしたら、まずその場で数分の食休みをとりましょう。それから一五分ほど軽く散歩をします。ぶらぶらとゆっくり歩くだけでかまいません。そして**帰ってきたら、一〇〇〜一五〇ccの白湯を飲むのです。**

この散歩後の一杯で消化力が一気に高まり、からだ全体の代謝が活発になります。

クリニックの患者さんのなかには、身長百五八センチ、体重六二キロだった方が、この白湯飲みを三ヶ月つづけて五六キロまで落ちた方もいらっしゃいました。

体重が減らずに悩んでいるなら、ぜひ散歩後の一杯をはじめてみてください。

第5章

白湯健康法　Q&A

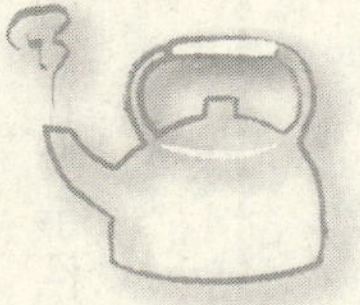

Q. 本当にふつうの水で大丈夫？塩素やトリハロメタンが心配です。

A. 水道水でも白湯の効果はあります。ただ、アーユルヴェーダの定義として、白湯にもっともふさわしいのは「純粋な水」です。そうした意味では、水道水は純粋とはいえませんから、厳密には理想の水ではありません。放射能物質などの不安もありますし、完全に安全といいきれないのも事実です。心配でしたら、浄水器をとおしたり、天然水などをつかったり、手に入る可能な範囲で、純粋な水を選んでください。

Q. 白湯を控えたほうがいいのはどんなとき？

A. まったく飲んではいけないという症状はありません。ただ、高熱が出ているときや、下痢がつづいているときは、冷まして飲むようにしてください。四〇度ほどにぬるめて飲みます。

また、食事をせずに白湯だけ飲んでいる、というのはダメです。白湯は食事代わりにはなりません。疲れているなら食事を軽めにして、そのうえで白湯を飲んでください。同様に、ダイエットのためにご飯を抜いて白湯だけ飲むのもいけません。

Q. 夕食を食べる時間がないときは、白湯だけ飲んで寝てもいいですか？

A. 昼食を食べたあと、夕食を食べずに夜九時一〇時になってしまったというとき、白湯だけですませてしまうのはよくありません。食事を抜いてしまうと、からだの風の質（＝ヴァータ）が乱れるからです。

夕食が食べられなかった場合は、白湯ではなく、温めた牛乳や、野菜や豆のスープを飲んでください。

Q. 白湯がいちばん効果を発揮する症状は?

A. 便秘の症状にはすぐ効きます。はやい人ではその日のうちに改善されてしまうことも。また、からだのだるさやむくみ、日中の眠気にも効果的です。ようするに、未消化物(=アーマ)がたまったために起こる症状には、ほぼ即効性があります。一週間以内には効き目があらわれるでしょう。

Q. 白湯をパートナーや友人にすすめたいけれど、非科学的だといわれてしまいます。どう説明したらよいでしょうか?

A. たしかに現代科学的には論拠がありません。しかし、実際に症状の改善が実証されているので、エビデンス(根拠)があります。みなさんに効果が出ているのです。

たとえば、こんなお話をしてみたらどうでしょうか。電子レンジでモノが温まるのは電磁波によって分子が振動するからだという理屈ですが、その現象を実際に見ることはできません。ただ、温まるという事実はたしかなので、そこに何らかの作用があると、わたしたちは推測しています。結果があるのは、作用があるから。白湯の効き目も同じことです。

わたしたちの世界は、じつは説明できないものであふれています。目には見えず、いまの科学ではわからないかもしれませんが、白湯を飲むとたしかに消化力を強めたり、毒素を浄化する作用があります。

Q. おいしいのでつい飲みすぎてしまいます。どうしたらよいでしょうか？

A. 飲みすぎはよくありません。一日一リットルがマックスです。ハーブティや果汁など、からだによいほかの飲料で補ってください。

Q. いつまでたっても白湯を苦く感じます。よっぽど毒がたまっているのでしょうか？

A. 苦く感じるのは、毒のせいではありません。毒（＝未消化物）がたまっているとき、白湯を飲むと「詰まった感じ」がします。

苦く感じるのは、からだの風の質（＝ヴァータ）が乱れているときです。食事を抜いたり、夜更かしするのがよくありません。しっかり規則的に食べ、早寝をこころがけましょう。

Q. 白湯を飲むようになってから、からだがだるく感じます。やめたほうがいいのでしょうか？

A．白湯飲みをスタートすると、からだの未消化物（＝アーマ）の浄化がはじまって、だるくなることがあるかもしれません。

あるいは、体内が浄化されはじめたことで、自分が本当は疲れているのだと気づく場合があります。内側がキレイになって、本来の自分を感じられるようになったということです。

白湯飲みの効果が出はじめている証拠ですから、心配する必要はありません。

そのほかにも、食事の好みの傾向が変わってきたり、夜更かしができなくなったり、つらい仕事はできなくなったり、いままで会えていた友人に会いたくなくなることもあります。

こうした変化は、心身が弱ったせいではありません。自分により正直になって、本来の自分を取り戻しつつあるということです。

そのまま白湯を飲みつづけて食生活を整えていけば、自分らしくありながら、心身ともに強くなることができます。

Q.やかんで沸かした白湯でないとダメですか?

A.旅先のホテルなどで火をつかえないときや、レストランなどでは仕方がありません。電気ポットのお湯でも、飲まないよりは断然よいですし、冷たいものを飲むよりは何倍もよいでしょう。ただ、かならず一度一〇〇度に沸かしてから飲んでください。

Q.一度冷めた白湯は、温め直して飲んでもいいですか?

A.ダメとはいいきれませんが、理想ではないので飲まないほうがよいでしょう。白湯のもつ完全なバランスが崩れてしまいますから、新しいものを沸かして飲むようにしてください。

Q. 水の種類によって、白湯の効果は変わりますか?

A. 水は水です。その水が純粋であれば効果に違いはありません。ただ、日本人のからだには、日本でとれたその土地の水が合っています。ですから、わざわざ遠くの国の水を飲まずに、日本の水を選ぶとよいでしょう。

Q. 白湯で病気を治すことができますか?

治るといいきることはできませんが、原因をなくし、症状を軽減し、病気を改善するのがこの本の主旨です。白湯だけでなく、本書でご紹介した食事法を合わせておこなうことで、多くの症状に効果が期待できるでしょう。

Q. 子どもやお年寄りが飲んでも大丈夫でしょうか？

A. ぜひ飲ませてあげてください。子どもや高齢者は、大人にくらべて消化力が弱いですから、熱々の白湯ではなく、いくらか冷ましたものがよいでしょう。

一般的に、あまりに熱すぎる白湯は、歯によくありません。もちろん火傷の危険もあります。熱いものをふうふうしながら飲むほうが効果は高いですが、七〇度ほどでじゅうぶんです。飲むのがつらいと感じるほど熱いものである必要はありません。

Q. いままで「湯冷まし」を白湯だと思っていました。ぬるい白湯では効果はないですか？

A．きちんと沸かした白湯であれば、ぬるくなったものでも効果はあります。ただ、冷たくなってしまったものには効果がありません。五〇～六〇度ほどの白湯であれば、じゅうぶん効果があります。

Q．運動するよりも、白湯を飲んだほうが痩せますか？

A．白湯を飲みはじめると、ほとんどの人が一ヶ月で二～三キロ落ちます。そこでいったんストップしてしまう人も多いのですが、さらに痩せたい人は、白湯を飲みつつ軽い運動をしてください。代謝がさらに上がって、また痩せます。

ただ、あえて運動をしなくても、白湯を飲みつづけて冷たいものの飲食を控えていけば、たいていの場合は理想の体重を維持できます。二〇六ページでご紹介した食後の一杯もおすすめです。

Q. 妊娠中ですが、飲んでもいいでしょうか？

A. からだが温まりますから、白湯はぜひ飲んでください。生理中も、もちろん大丈夫です。

Q. スポーツのあとも、熱い白湯を飲んだほうがいいですか？

A. からだが熱くなっているときは、熱い白湯をがんばって飲む必要はありません。冷めて常温くらいになった白湯を飲むのがよいでしょう。

いちばんからだを冷やす効果があるのは、麦茶です。汗をたくさんかいたあとは、ぬるめの麦茶に、少し塩を入れて飲むのがおすすめです。白湯飲みの原則は朝いちばんと食事中ですから、それ以外はほかのものを飲んでもかまいません。

《アーユルヴェーダ関連資料一覧》

マハリシ・アーユルヴェーダの診療を受けたい方へ

医療法人社団邦友理至会　マハリシ南青山プライムクリニック

〒107-0062　東京都港区南青山1-15-2
TEL 03-5414-7555
9:30～12:00、13:30～17:00（自由診療、完全予約制）
ホームページアドレス　http://www.hoyurishikai.com/

マハリシ・アーユルヴェーダ関連製品のお問い合わせ

マハリシ・グローバル・トレーディング・ワールド・ピース株式会社

〒325-0116　栃木県那須塩原市木綿畑2263-3
TEL 0287-68-7155　FAX 0287-68-7112
E-メール　info@m-veda.jp
ホームページアドレス　http://m-veda.jp

マハリシ・アーユルヴェーダ普及団体

特定非営利活動法人ヴェーダ平和協会

〒107-0062　東京都港区南青山1-15-2
南青山STUDIO FLAT401号
TEL 03-5414-8282

著者紹介
蓮村　誠（はすむら　まこと）
1961年生まれ。東京慈恵会医科大学卒業、医学博士。医療法人社団邦友理至会理事長。オランダマハリシ・ヴェーダ大学、マハリシ・アーユルヴェーダ認定医。特定非営利活動法人ヴェーダ平和協会理事長。
東京慈恵会医科大学病理学教室および神経病理研究室勤務後、1992年オランダマハリシ・ヴューダ大学、マハリシ・アーユルヴェーダ医師養成コースに参加。現在、診療に当たる傍ら、マハリシ・アーユルヴェーダ医師養成教育、全国各地での講演活動、書籍執筆などマハリシ・アーユルヴェーダの普及に努める。
著書に『ファンタスティック・アーユルヴェーダ』『コーリング・アイアム』（以上、知玄舎）、『へこまない人は知っている』『男力と女力でわたしが変わる』（以上、春秋社）、『毒を出す部屋　ためる部屋』『ダメな睡眠　いい睡眠』『究極のデトックスレシピ』『病気にならない「こころ」と「からだ」のつくり方』（以上、ＰＨＰ研究所）、『毒を出す食　ためる食』『毒を出す生活　ためる生活』『白湯　毒出し健康法』『麦茶　毒出し健康法』『白ごま油ぬるだけ健康法』『男のからだが甦る食、老ける食』『もの忘れの9割は食事で治せる』（以上、ＰＨＰ文庫）、『DVD付き　アーユルヴェーダ　セルフマッサージ』（河出書房新社）、『きょうの毒出し』（主婦と生活社）など多数。

編集協力——山本貴緒

本書は、書き下ろし作品です。